高等教育规划教材

医药学基础实验

第二版

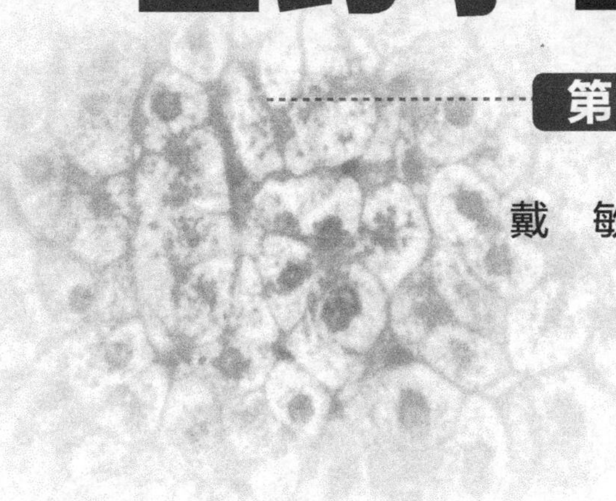

戴　敏◎主编

化学工业出版社

·北京·

本实验教材共十四章。第一章实验的基本知识和技术，介绍人体形态与结构实验、机体主要系统的机能与代谢实验、基本病理变化实验、病原微生物实验、实验动物有关技术、实验设计和统计分析等基本知识和技术；第二章至第四章通过实验验证药物作用的影响因素及化学治疗药物和抗炎、免疫药物实验；第五章至第十一章以机体各系统为线索，分别介绍药物作用的研究方法；第十二章介绍机体几个重要系统疾病动物模型的复制方法；第十三章为综合设计性实验；第十四章为药物的安全性评价实验。为方便查找与实验相关的参数，附录部分收集了常用数据。

本教材主要为医药学基础课程的实验教材，供高等医药院校制药工程专业、医药贸易专业、医药营销专业等药学类相关专业本科生、专科生及相关专业的成人教育的实验课教学用书；也可作为广大师生进行相关科学研究的参考书。

图书在版编目（CIP）数据

医药学基础实验/戴敏主编．—2版．—北京：化学工业出版社，2015.5（2023.9重印）
高等教育规划教材
ISBN 978-7-122-23232-8

Ⅰ.①医… Ⅱ.①戴… Ⅲ.①医药学-实验-高等学校-教材 Ⅳ.①R-33

中国版本图书馆CIP数据核字（2015）第043792号

责任编辑：何　丽　　文字编辑：李　瑾
装帧设计：关　飞

出版发行：化学工业出版社（北京市东城区青年湖南街13号　邮政编码100011）
印　　装：涿州市般润文化传播有限公司
787mm×1092mm　1/16　印张10¼　彩插2　字数252千字　2023年9月北京第2版第2次印刷

购书咨询：010-64518888　售后服务：010-64518899
网　　址：http://www.cip.com.cn
凡购买本书，如有缺损质量问题，本社销售中心负责调换。

定　价：29.00元

医药学基础实验编写人员

主　　编　戴　敏（安徽中医药大学）

副 主 编　刘青云（安徽中医药大学）

王元勋（安徽中医药大学）

彭代银（安徽中医药大学）

编写人员　（以姓名笔画为序）

王元勋　王训翠　申国明　刘　涌　刘亚琴

刘青云　刘雪艳　许　钒　李庆林　汪　宁

宣自华　钱　琛　徐红梅　彭代银　韩　茹

程　卉　戴　敏

前言

《医药学基础实验》第一版自2007年发行，在各类高校制药工程专业、药物分析专业、药剂专业、食品质量与安全专业、医药贸易专业、医药营销专业等药学类相关专业广泛使用，深受广大师生读者的欢迎和支持。作为《医药学基础》配套的实验教材，本书在内容上力求充分吸取先进的实验技术和手段，去粗取精，应用现代医学研究方法，体现人体解剖生理学、生理学、病理学和药理学等学科内在的规律和联系是编写的指导思想。我们力求打破各学科的界线，循序渐进地培养学生独立实验的能力，使实验内容和知识更系统化。本教材既包含人体形态与结构、机体主要系统的机能与代谢实验、基本病理变化实验、病原微生物实验、实验动物有关技术、实验设计和统计分析等基本知识和技术，又以实验方法学为主线条，分别介绍各个系统药物作用的基本实验；同时，还注重加强基础实验知识，循序渐进，开拓和加强实验动手能力的培养，安排综合探索性实验和药物的安全性评价等内容，将理论与应用、设计相结合，旨在培养学生掌握研究的思路与方法，提高综合分析问题和解决问题的能力，适合社会的需要。再版过程中对部分章节的实验进行了修改、补充和完善，如采用常用的药物替代国家实行特殊管理的麻醉类药品以便实验易于开展；呼吸系统和消化系统章节增加了常用的实验；还对教材中某些概念、用量单位等表述统一进行了修改以使更加规范。

本教材所编写的实验可供不同实验条件的学校选用，可供高等医药院校制药工程专业、药物分析专业、药剂专业、食品质量与安全专业、医药贸易专业、医药营销专业等药学类相关专业本科生、专科生及相应专业的成教学生的实验课使用；也可作为广大师生进行相关科学研究的参考书。

本实验教材的编写与修订只是我们对实验教学深化改革探索的一种形式，由于本书涉及的学科较多，将解剖、生理、病理、药理的实验内容融合成一门综合性的独立实验课程尚属初次尝试，缺乏经验，书中疏漏之处在所难免，敬请广大师生惠予指正。

戴　敏

2015年元月于合肥

第一版前言

根据教育部有关高校实验教学改革的要求，为提高高等医药院校制药工程专业、医药贸易专业、医药营销专业等药学类相关专业学生的实践动手能力，更好地推进教学内容、教学方法、教学手段改革的进程，形成与科学技术发展趋势、新时期人才培养模式相适应的现代教学内容和课程体系，我们在编撰了《医药学基础》教材的基础上，组织有关专家编写《医药学基础实验》，作为医药学基础课程的配套教材供实验教学使用。

本教材在内容上力求充分吸取先进的实验技术和手段，去粗取精，应用现代医学研究方法，体现《人体解剖生理学》、《生理学》、《病理学》和《药理学》等学科内在的规律和联系是编写的指导思想。本教材既包含人体形态与结构、机体主要系统的机能与代谢实验、基本病理变化实验、病原微生物实验、实验动物有关技术、实验设计和统计分析等基本知识和技术；又以机体各系统为线索，介绍了药物作用的研究方法和常用动物模型；同时，本教材还注重加强基础实验知识，循序渐进，开拓和加强实验动手能力的培养，安排综合探索性实验和药物的安全性评价实验等内容，将理论与应用、设计相结合，旨在培养学生掌握研究的思路与方法，提高综合分析问题和解决问题的能力，适合社会的需要。

本教材所编写的实验可供不同条件的学校选用，既可供高等医药院校制药工程专业、医药贸易专业、医药营销专业等药学类相关专业本科生、专科生及相应专业的成人教育的医药学基础实验课使用；也可作为广大师生进行相关科学研究的参考书。

本实验教材的编写只是我们对实验课教学深化改革探索的一种形式，由于本书涉及的学科较多，将解剖、生理、病理、药理的实验内容融合成一门综合性的独立实验课程尚属初次尝试，缺乏经验，不妥之处在所难免，恳请师生惠予指正。

本实验教材在编写过程中得到安徽中医学院教务处和药学院的关心和支持；安徽中医学院硕士生吴欣、钟继昌等同学在本书的编写和统稿过程中予以全力协助，在此谨表谢意！

编　者

2007年2月于合肥

目录

第一章 实验的基本知识和技术

第一节 实验课的目的和要求

医药学基础是一门研究现代医学、药学学科重要理论基础的实验性学科，其融会《人体解剖生理学》、《病原微生物与免疫学》、《病理学》、《临床医学概论》、《药物治疗学》、《药理学》等学科课程成为一门综合性的独立课程。医药学基础实验课是课程教学的重要组成部分，可使学生熟悉解剖、生理、病理和药理学实验的基本方法，掌握实验的基本技术，验证基本概念，体验科学研究的基本程序。实验教学目的由过去的理论验证转变为能力培养，实验教学设备也逐步实现了微机化，更加重视新技术的应用，更加注重学生创新能力的培养。本课程为学生提供了一个理论联系实际、大胆实践操作和积极思考的机会，以使学生掌握医药学基础实验的基本规律，为发挥创造性思维提供一个思考和实践的空间。实验课还能训练学生动手操作、使用仪器的能力，观察、比较和分析客观事物的能力，独立思考和解决实际问题的能力，并培养学生科学严谨和实事求是的工作作风。这些知识、技能和基本素质将成为学习后续课程和将来从事医药学相关领域科学研究的重要基础。

一、实验教学目的

旨在通过实验教学帮助学生更加直观地了解医药学基础课程的基本知识，巩固对课程内容的理解，认识人体及其他生物体的正常功能及药物作用的基本规律；训练学生对解剖、生理、病理和药理学实验的基本操作技能；培养学生实事求是、科学严谨的作风，严密的科学逻辑思维方法及对事物进行客观地观察、比较、分析和综合的能力，以及独立思考、解决实际问题的能力。同时，通过学习实验课程中的新技术、新方法，使学生了解和掌握医药学基础学科实验方法的更新和发展方向，启发学生在科学研究中的创新思维。

二、实验课的要求

1. 实验前预习

要仔细预习实验内容，了解实验目的，领会实验原理，熟悉实验方法、操作要点及注意事项等；对于使用的仪器要了解其基本结构和功能以及主要的操作步骤和方法；尽可能做到对实验结果的理论推测，以便在实验不理想时能及时纠正操作上的错误。

2. 课上要求

认真倾听教师对实验教材的讲解，注意观察示教操作的演示；清点所用器材和药品，检查仪器的功能，并正确调试仪器；严格按实验步骤操作，合理分工并密切配合；仔细观察实验现象并及时如实记录；主动联系理论思考，分析实验结果和各种现象。

3. 实验总结

整理实验器材，洗净擦干所用器械，检查仪器性能状况，填写使用单；使用过的实验动物按要求处理和摆放于指定处，存活动物送回动物房；收集整理实验所得的记录和结果，认真分析、总结实验成败原因，统计处理并写出实验报告。

三、实验报告的写作

实验结束应及时整理和总结实验结果，使用统一的实验报告用纸（本）以规范的格式撰写实验报告，报告按时送交指导教师评阅，并作为平时成绩的依据。实验报告要实事求是地反映实验的基本过程，并要对实验所得结果进行整理、计算、统计学处理，然后进行科学的分析讨论，进一步阐明实验的目的和意义。

实验报告内容应包括实验名称、目的、材料（包括药物、试剂、动物、仪器）、方法、注意事项、结果、讨论及结论。

(1) 实验题目　一般将实验题目放在实验报告首行居中。

(2) 实验目的　字数不宜多，一般用 1～2 句话阐明实验所要证实的论点或要研究的内容。

(3) 实验材料　药物的来源、组成、提取和配制方法、浓度；试剂的来源、规格、浓度；动物的来源、品种、体质量、年龄、性别；仪器型号及其主要使用参数都应写出。

(4) 实验方法　可简明扼要地叙述，但关键环节或步骤（如动物麻醉方式、动物分组及给药、实验指标的检测和方法等）必须写清楚。

(5) 注意事项　明确影响本实验的主要因素、技术关键点以及必须严格控制的实验条件。

(6) 实验结果　应根据实验获得的数据进行整理，并可对一个教学小组或全实验室的数据进行整理、归纳、分析和对比，尽量总结出图表，尤其当有观察时效关系时，描出时效曲线，一目了然；数据须进行统计学处理，选择的统计方法要恰如其分，检验效率要高。

(7) 讨论　是报告的核心，应包括对实验结果的分析、思考题的探讨、实验设计、实验方法及实验中出现异常现象的分析、认识、体会和建议等。

(8) 结论　需用最简洁的语言表达该实验所得到的结果。实验报告的一般格式见表 1-1。

表 1-1　实验报告的一般格式

课程________　______专业　______级　______班　姓名______

题目 实验目的： 实验材料 　药物： 　试剂： 　动物： 　主要仪器： 实验方法： 注意事项： 实验结果： 讨论： 结论：

完成报告____年__月__日　批改报告____年__月__日　教师签名______　成绩____

四、实验室守则

① 实验室是开展教学实验和科学研究的场所，学生进入实验室必须严格遵守实验室各项规章制度和操作规程。

② 保持实验室内的整洁与安静，不得迟到和早退，严禁在实验室内高声喧哗和打闹。

③ 应首先熟悉实验仪器和设备的性能及使用要点，切忌违规操作或粗暴使用精密仪器，一旦发现仪器设备有故障，应立即向指导教师报告，以便能及时维修或更换，千万不可擅自拆修。仪器设备不慎损坏时应及时向指导教师汇报情况，故意损坏者按章赔偿。

④ 实验时认真观察，严格遵守操作规程，如实记录实验数据，养成独立思考习惯，努力提高自己分析问题和解决问题的能力。

⑤ 养成节约的良好习惯，节约水、电和实验材料，能重复利用的器材如试管、针头、纱布等应洗净再用。实验废物、动物被毛、组织器官、纸屑等不得倒入水槽内，应统一放置在指定地点。

⑥ 各实验小组的实验材料各自保管使用，不得随意与他组调换挪用，每次实验后应清点实验器材用品。

⑦ 实验结束后自觉整理桌面物品及仪器设备，关闭电源，做好清洁工作，请实验室管理人员检查后方可离开。

（戴　敏）

第二节　人体形态与结构实验

实验 1　细胞与基本组织

【实验目的与要求】

- 了解细胞的一般结构（细胞膜、细胞质、细胞核、核膜、核仁）。
- 掌握几种主要细胞器（线粒体、高尔基复合体、内质网等）的形态及功能。
- 掌握上皮组织的分类及各类上皮组织的特征与分布。
- 了解上皮组织的结构特点与功能关系。
- 掌握疏松结缔组织的基本组成与功能。
- 掌握各种血细胞的形态特点。
- 掌握骨骼肌的形态结构特点。
- 掌握运动神经元的细微结构特点。
- 了解有髓神经纤维的结构特点。

【观察内容】

1. 细胞

片号：________。取材：人肝。染色：苏木素-伊红（HE）。

低倍：肝细胞排列成条索状，胞质嗜酸性。

高倍：肝细胞呈多边形，细胞界限清楚。核圆，位于细胞中央。可见少量双核细胞。核与细胞膜之间的区域为细胞质，染成粉红色。

2. 单层柱状上皮

片号：________。取材：猫小肠。染色：HE。

肉眼：切片为长条形状，染蓝紫色部分的一面，是小肠腔面的黏膜部分。

低倍：小肠黏膜伸出许多较长的指状突起，为小肠绒毛。绒毛表面为单层柱状上皮，选择切面比较规则、排列整齐的部分，换高倍镜观察。

高倍：上皮中可见以下两种细胞。

① 柱状细胞。单层柱状上皮细胞呈高柱状，排列整齐，细胞界限不清楚。胞核长圆形，排列紧密，位于细胞近基底部。

② 杯状细胞。位于柱状细胞之间，色浅。细胞顶部膨大椭圆形，染色浅似空泡状。

3. 复层扁平上皮

片号：________。取材：食管。染色：HE。

肉眼：食管腔面可见薄层紫蓝色带状部分，即为上皮组织。

低倍：上皮由多层细胞组成，细胞排列紧密，细胞质染成红色，细胞核呈蓝色。与结缔组织交界处呈凹凸不平的波浪状连接。

高倍：上皮基底部为一层矮柱状或立方形细胞，较小，核小，卵圆形染色较深。中层数层细胞较大，呈多边形，胞质染色较浅，细胞界限清楚。核圆形，位于中央。浅层细胞为扁平状，细胞核为卵圆形，多层扁平细胞相互交叉层层排列。

4. 疏松结缔组织

片号：________。取材：活体注射台盼蓝染料的大白鼠肠系膜。染色：硫堇、地衣和伊红。

低倍：纤维交织成网，细胞散在纤维之间。胶原纤维呈长带波浪状，较粗，呈粉红色。弹性纤维较细，形如发丝且有分支，呈紫褐色。两种纤维交叉排列形成的网眼内有散在的细胞成分。

高倍：主要观察以下 2 种细胞。

① 成纤维细胞。一般为扁平状，细胞轮廓不甚明显，有突起。核呈卵圆形，染色较浅。

② 巨噬细胞。一般为椭圆形或不规则形，核小而染色深，胞质内含有大小不等的蓝褐色的台盼蓝染料吞噬颗粒。

5. 血液涂片

片号：________。取材：人血液。染色：Wright 染色。

低倍：视野中看到大量染成红色的无核细胞为红细胞。红细胞之间散在的有核细胞即为白细胞。所见不规则的小块状物为血小板。选择涂片均匀且白细胞较多的区域换高倍镜观察。

高倍：(1) 红细胞　呈圆形，无核，染成淡红色，细胞周围着色较深，中央着色较浅。细胞大小一致，多属正面观。

(2) 白细胞　体积比红细胞大，有细胞核，易与红细胞区别。因数量明显比红细胞少，须移动玻片寻找。

① 中性粒细胞。因数量最多，容易找到。胞质内有淡紫红色颗粒。细胞核染成紫蓝色，有 2～5 个核叶，有的核呈杆状。

② 嗜酸粒细胞。胞体一般比中性粒细胞大。细胞质内充满粗大而分布均匀的鲜红色颗粒。细胞核多为两叶，呈紫蓝色。

③ 嗜碱粒细胞。较难找到。细胞质内含有大小不等、分布不均匀的紫蓝色颗粒。细胞核呈 S 形或不规则形，着色浅，常被遮盖而看不清。

④ 淋巴细胞。为圆形的大小不等的细胞，小淋巴细胞最多，核圆形或卵圆形，染成紫

蓝色。胞质少，染成天蓝色。

⑤ 单核细胞。体积最大，细胞质较多，染成浅灰蓝色。细胞核呈肾形或马蹄形，呈蓝色，偏于细胞的一侧。

(3) 血小板　为不规则的蓝色小体，常聚集成群，分散在红细胞之间。

6. 骨骼肌

片号：________。取材：人骨骼肌。染色：HE。

低倍：标本中可见肌纤维的纵、横、斜各种断面。纵断面肌纤维呈长条状。横断面为圆形或不规则形。

高倍：(1) 纵切面　肌纤维呈粉红色长带状，靠近肌膜内面有许多纵形排列的卵圆形细胞核，呈紫蓝色。肌纤维上可见有明暗相间的横纹。

(2) 横切面　肌纤维呈圆形或不规则形，细胞核位于边缘。

7. 运动神经元

片号：________。取材：犬脊髓。染色：HE。

肉眼：脊髓横切面呈椭圆形，中部染色较红呈蝴蝶形的结构为灰质。灰质前端宽大为前角，另一端较狭小为后角。要观察的部位在灰质的前角。

低倍：在运动神经元的前角内可见一些散在的、体形较大的嗜碱性细胞，即为运动神经元。

高倍：运动神经元的细胞体形态不规则，可见到数个突起的根部。细胞核大而圆，位于中央，染色浅，内有深色的核仁。细胞质内有许多大小不等的紫蓝色块状物，即为尼氏体(Njssl body)。树突可见尼氏体。轴突只有一个，轴突起始部的圆锥形结构为轴丘。整个轴突内无尼氏体。

【示教内容】

1. 高尔基复合体

片号：________。取材：犬脊神经节。染色：硝酸银浸染。

高倍：高尔基复合体位于核周围的细胞质内，呈棕褐色细长卷曲的线状或丝网状或颗粒状结构。

2. 线粒体

片号：________。取材：豚鼠小肠。染色：铁苏木素。

高倍或油镜观察：小肠上皮细胞的细胞质中有染为蓝灰色的线状、棒状或颗粒状物质即为线粒体。

3. 单层扁平上皮表面观

片号：________。取材：蛙肠系膜。染色：硝酸银浸染。

高倍：细胞为多边形，边缘呈锯齿状彼此紧密相嵌，染成棕褐色。细胞核轮廓呈圆形或椭圆形，较透亮，位于细胞中央。胞质浅黄。

4. 假复层纤毛柱状上皮

片号：________。取材：人气管。染色：HE。

高倍：主要观察以下2种细胞。

① 柱状细胞。细胞呈柱状，顶端到达管腔面，细胞游离面可清楚地看到排列整齐的丝状结构，为纤毛。细胞核呈椭圆形。

② 杯状细胞。夹在柱状细胞之间，形如高脚酒杯，细胞上端膨大，顶端到达管腔面，胞质似空泡状，下端狭窄。细胞核扁圆形，位于基部。

5. 致密结缔组织

片号：________。取材：肌腱。染色：HE。

低倍：可见粗大的呈粉红色的胶原纤维束，平行排列较紧密，纤维之间有腱细胞。腱细胞核为长杆状，染成蓝色。

6. 心肌

片号：________。取材：人心脏。染色：HE。

高倍：纵切面心肌纤维分支彼此吻合成网。核圆形，位于心肌纤维的中央，有的可见到2个核。有横纹，但不如骨骼肌明显，肌纤维上还可见到比横纹稍宽、染色较深的细线为闰盘，这是心肌的连接结构。

7. 平滑肌

片号：________。取材：人肠管。染色：HE。

高倍：(1) 纵切　肌纤维呈长梭形，平行交错排列，无横纹。核呈杆状或椭圆形，位于细胞中央。

(2) 横切　显示肌纤维大小不等，仅在大的断面上可见有圆形胞核断面，染色浅，位于中央。

8. 多媒体播放组织学制片方法录像。

【复习思考题】

1. 简述细胞质的组成及各类细胞器的形态结构和功能。
2. 何为细胞周期？其分期以及各期的特点是什么？
3. 比较疏松结缔组织与上皮组织在结构上的差异。
4. 白细胞可分为哪几类？试述各类白细胞的功能和正常值。

实验2　运动系统和神经系统

【实验目的与要求】

- 掌握骨的形态和构造；了解躯干骨、上肢骨、下肢骨和颅骨的名称、数目和位置。
- 掌握关节的基本构造；了解关节的运动形式。
- 掌握肌的构造；了解全身浅层主要肌肉的名称、位置和形态。
- 掌握脊髓的位置、外形；了解脊髓灰质的内部结构和白质内传导束的名称及功能；了解脊髓的功能。
- 掌握脊神经的组成；了解颈丛、臂丛、腰丛和骶丛的组成和主要分支。
- 掌握脑的位置、分布；掌握脑干的位置、组成、外形；了解小脑的位置和外形；掌握间脑的位置和分部；掌握大脑半球的外形、分叶；了解运动和感觉中枢在大脑皮质的位置；了解内囊的位置和功能。了解脑神经的名称、性质和分布概况。
- 掌握自主神经系统的区分和分布；了解交感神经、副交感神经组成及两者的主要区别。
- 掌握躯干、四肢浅感觉和深感觉传导通路；了解视觉传导通路；掌握锥体系运动传导通路。
- 掌握脑、脊髓被膜的层次及名称；了解蛛网膜下腔、硬膜外隙的位置；了解各脑室的名称、位置及沟通；掌握脑脊液的循环途径。
- 了解脑的血液供应和颈内动脉、椎动脉的主要分支和分布。

【实验教具】

1. 完整真骨骨架；整套散真骨；成套分离颅骨；完整颅骨；放大的去顶盖颅骨模型。

2. 湿骨标本（带骨膜）；股骨纵切面；肩关节和膝关节标本；全身完整肌（带脊神经）标本。

3. 脊髓和颈椎横切面模型及脊髓标本（示脊髓与脊神经组成）。

4. 完整脑标本及模型；脑正中矢状切和冠状切面标本及模型；脑干和脑神经核电动显示模型。

5. 脑神经标本；自主神经模型；脊柱模型（示交感干，灰、白交通支与椎前神经节）。

6. 传导路模型；脑膜标本；带被膜脊髓标本；脑室标本和模型；脑血管标本和模型。

7. 运动系统和神经系统解剖学教学光盘。

【教学内容】

1. 介绍躯干骨、四肢骨、颅骨的名称和组成。

2. 简述骨的形态构造和关节的组成；观察关节的主要结构。

3. 介绍肌的分类、基本形态和结构；观察全身体表主要肌肉。

4. 介绍脊髓的位置、外形和内部结构；示教脊神经的组成与分支。

5. 讲解颈丛、臂丛、腰丛和骶丛的组成和主要分支。

6. 介绍小脑的位置、形态和间脑的位置、分部；观察脑干的位置、分部、外形和大脑半球的外形、分叶。

7. 介绍交感神经、副交感神经组成及两者的主要区别；讲解节前神经元与节前纤维、节后神经元与节后纤维的概念。

8. 指导学生观察感觉和运动传导通路及脑、脊髓被膜的层次；讲解脑脊液的循环途径。

9. 示教脑主要动脉的分支和分布。

【观察内容】

1. 在全身骨架及分离颅骨上观察躯干骨、四肢骨和颅骨的组成。

2. 在颅骨标本和分离颅骨上观察 23 块分离颅骨的名称和位置。

3. 在湿骨标本和股骨纵切面标本上观察骨密质、骨松质、骨小梁结构、骨膜及骨髓。

4. 利用肩关节和膝关节标本，指导学生观察关节的组成和主要结构。在活体上演示关节的运动形式。

5. 在全身完整肌标本上观察全身浅层主要肌肉的名称、位置和形态。辨认颈丛、臂丛、腰丛和骶丛的组成和主要分支。

6. 在脊髓和颈椎横切面模型及脊髓标本上观察脊髓的位置、外形、内部结构和脊神经的组成。

7. 在完整脑标本和脑正中矢状切面标本上观察延髓、脑桥、中脑、小脑、间脑、端脑的位置和形态。在脑冠状切面标本上辨认内囊的组成、位置和分布。

8. 在脑干模型和脑神经标本上观察脑干的外形和 12 对脑神经根出入脑的部位。

9. 在自主神经模型和脊柱标本上观察交感干的组成和椎前神经节、椎旁神经节的位置。

10. 利用浅、深感觉传导通路模型、锥体系模型和视觉传导通路模型分别观察各传导通路的组成、行经和交叉的位置。

11. 在脑膜标本和带被膜脊髓标本上观察脑和脊髓的被膜和蛛网膜下腔。

12. 在脑血管标本和模型上观察颈内动脉和椎动脉的起始、分布，脑底动脉环的位置和组成。利用脑室标本和模型示教脑室的位置。

【复习思考题】

1. 简述骨的形态、构造和功能。

2. 简述关节的基本结构和运动形式。

3. 试述神经系统的区分以及脊髓的内部结构。

4. 简述自主神经的功能和交感神经与副交感神经的区别。

5. 脑干分为哪几部分？各部分在外形上有哪些主要结构？

6. 下丘脑位于何处？有何主要功能？

7. 什么叫锥体外系？在功能上与锥体系有何不同，关系如何？

实验3 内脏学、循环系统、感觉器官、内分泌系统

【实验目的与要求】

● 掌握消化系统的组成；了解口腔的构造和主要内容；掌握咽的位置和分部；了解食管的走行及三个狭窄部位；掌握胃的形态、分部及位置；了解小肠的分部及主要形态结构；了解大肠的形态特点和分部。

● 掌握肝的形态、位置和输胆管道的组成；了解胰的形态、位置。

● 掌握呼吸系统的组成；了解喉的形态以及气管和支气管的结构；掌握肺的形态和结构。

● 掌握泌尿系统的组成和肾的形态、位置及内部结构；了解输尿管、膀胱和尿道的结构特点。

● 掌握睾丸和卵巢的位置、形态特点；了解输精管道和输卵管的组成；掌握子宫的形态结构、分部和位置。

● 掌握心的位置、外形、各腔结构；了解体循环和肺循环的组成及特点。

● 掌握主动脉分段及其重要分支；了解上腔静脉、下腔静脉、肝门静脉的组成及收纳范围；了解上、下肢浅静脉起始、走行和汇入。

● 掌握眼球壁的构造及各层的主要形态结构；了解屈光系统的组成和泪液的产生及循环途径；了解眼球外肌的名称和作用。

● 掌握前庭蜗器的组成和分部；了解声波的传导途径和内耳的主要结构特点。

● 了解内分泌腺的结构特点和甲状腺、甲状旁腺、肾上腺、胸腺、垂体的位置。

【实验教具】

1. 头颈正中矢状切标本和模型；游离胃、肝、胰标本和模型；打开胸、腹前壁的尸体。

2. 游离的呼吸器官标本和模型；喉软骨模型，肺泡模型。

3. 男性、女性泌尿生殖器官标本和模型；男性、女性盆腔正中矢状切面模型；肾额状切面标本和肾单位模型。

4. 心脏放大模型；离体心脏标本（包括完整和切开的心脏）；心传导系模型；心肺一体标本。

5. 全身完整动脉、静脉尸体标本；门静脉系模型；全身主要淋巴结模型。

6. 眼球放大和眼外肌模型；完整耳模型；放大的鼓室和内耳迷路模型。

7. 示内分泌腺半身模型。

8. 内脏学、循环系统、感觉器官、内分泌系统解剖学教学光盘。

【教学内容】

1. 介绍消化系统的组成和消化管的分部；观察肝的形态、位置和输胆管道的组成。

2. 介绍呼吸系统的组成；示教肺的形态及肺内主要结构。

3. 介绍泌尿系统的组成；观察肾的形态、位置和内部结构。

4. 示教睾丸和卵巢的形态、位置；观察子宫的形态结构、分部和位置。

5. 介绍循环系统的组成和功能；观察心的位置、外形和各腔结构；示教心的传导系统。

6. 示教主动脉的分部及其重要分支；指导学生观察全身各部主要动脉、静脉。

7. 讲解眼球壁的构造；示教前庭蜗器的组成和分部；讲解内耳的结构特点。

8. 讲解内分泌腺的结构特点；观察主要内分泌腺的位置。

【观察内容】

1. 在头颈正中矢状切标本和模型上观察口腔的构造和主要内容，咽的位置和分部，食管的位置。

2. 在游离的胃、肝、胰标本和模型上观察胃、肝和胰的形态、分部。利用打开腹前壁的尸体示教胃、肝、胰的位置和输胆管道的组成；小肠和大肠的形态特点、分部和位置。

3. 在游离的呼吸器官标本和模型及喉软骨模型上观察肺的形态结构和分叶，气管、支气管的位置及形态。利用肺泡模型讲解肺内主要结构。

4. 在泌尿生殖器官标本和模型上观察肾、膀胱、睾丸、卵巢、子宫的形态和结构特点。利用打开腹前壁的尸体示教肾、膀胱、睾丸、卵巢、子宫的位置；输尿管的行程和位置，输卵管的分部。

5. 在肾额状切面标本和肾单位模型上观察肾的剖面结构和肾单位的构成。

6. 在心脏放大模型和心脏标本上观察心的外形、各腔结构及血液供应。利用心传导系模型示教心的传导系统。在打开胸前壁的尸体和心肺一体标本上示教心、肺的位置和分部。

7. 利用全身完整动脉、静脉尸体和全身主要淋巴结模型讲解全身体循环主要动脉、静脉的位置和走行以及全身主要淋巴结的位置。在门静脉系模型上示教门静脉系的组成和主要门腔静脉吻合的部位。

8. 在眼球放大模型和眼外肌模型上观察眼球的构造和主要眼球外肌。

9. 在耳模型、放大的鼓室模型和内耳迷路模型上示教并讲解前庭蜗器的组成、分部及内耳的结构特点。

10. 利用内分泌腺半身模型观察甲状腺、甲状旁腺、肾上腺、胸腺、垂体的位置及形态。

【复习思考题】

1. 什么叫内脏？内脏包括哪些系统，其功能如何？

2. 试述心、肺、肾、肝的位置和形态。

3. 何谓体循环和肺循环途径？心腔的构造如何？保证心内血液正常定向流动有哪些结构？

4. 试述肝门静脉系的组成和功能。运用解剖学侧支循环途径解释：当肝硬化发生肝门静脉高压时，病人出现呕血、便血、脾肿大以及腹壁静脉曲张的原因。

5. 口服黄连素后导致尿液发黄，试述药物经过哪些途径排出体外。

6. 淋巴系统的组成有何特点？淋巴回流经过哪些途径？

7. 眼球壁分为哪几层，各有哪些结构和功能？光线通过哪些结构到达眼底？

8. 声波是怎样传导的？哪些结构受损会影响听觉功能？

（申国明）

第三节　机体主要系统的机能与代谢实验

实验4　反射弧的分析

【目的】 利用脊蛙分析反射弧的组成，探讨反射弧的完整性与反射活动的关系。

【原理】 在中枢神经系统的参与下，机体对刺激的应答反应叫反射。反射的解剖学基础是反射弧。反射弧的任何一部分缺损，原有的反射不再出现。由于脊髓的机能比较简单，所以常选用只破坏脑的动物（如脊蛙或脊蟾蜍）为实验材料，以利于观察和分析。

【材料】

动物：蟾蜍或蛙，体质量50～100g，雌雄兼用。

药物：0.5%硫酸溶液。

主要器材：计算机生物信号采集处理系统、保护电极、蛙类手术器械（粗剪刀、手术剪、眼科剪、手术镊、眼科镊、金属探针、玻璃分针、蛙板、玻璃板、蛙钉）、铁支架、肌夹。

【方法】

1. 取蟾蜍或蛙1只，破坏大脑，完成脊蟾蜍或脊蛙的制备。左手握蟾蜍，背部向上。用食指按压其头部前端，拇指压住躯干部，使头向前俯；右手持金属探针，由两眼之间沿中线向后方划触，触及两耳后腺之间的凹陷处即是枕骨大孔的位置。将金属探针由凹陷处垂直刺入，即可进入枕骨大孔。然后将针尖向前刺入颅腔，在颅腔内搅动，以捣毁脑组织。如金属探针确在颅腔内，实验者可感到针触及颅骨。

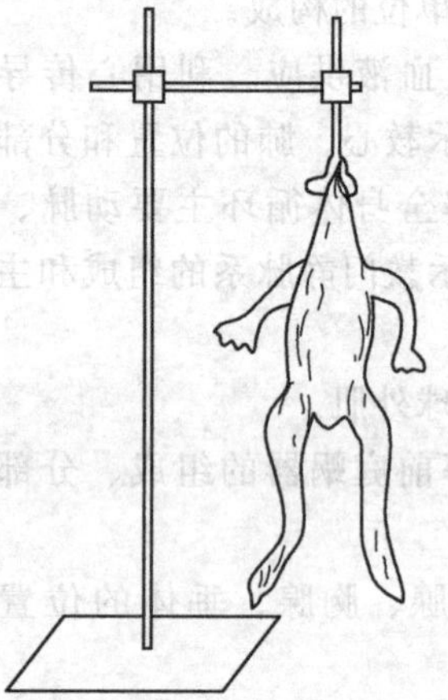

图1-1　脊蛙的固定方法

2. 用肌夹夹住脊蛙的下颌，悬挂在支架上（图1-1）。

3. 用0.5%硫酸溶液刺激左侧后肢脚趾皮肤，观察实验结果。

4. 用手术剪自左下肢踝关节上方的皮肤做一环切，然后再用手术镊剥净脚趾上的皮肤。再用硫酸溶液刺激左侧后肢脚趾，观察实验结果。

5. 打开计算机生物信号采集处理系统，开启刺激输出，以适当强度电刺激右下肢脚趾皮肤，观察右下肢的活动；而后剪开右侧大脚背部的皮肤，用玻璃分针分离股二头肌和半膜肌，游离坐骨神经。并将其结扎剪断，再用电刺激右下肢脚趾皮肤，观察两下肢的活动情况。

6. 刺激右侧坐骨神经中枢端，观察两下肢的活动情况。

7. 破坏脊髓，将金属探针退至枕骨大孔，针尖转向后方，刺入椎管，以捣毁脊髓。彻底捣毁脊髓时，可看到蟾蜍后肢突然蹬直，然后瘫软。如动物仍表现四肢肌肉紧张或活动自如，必须重新捣毁脊髓。破坏脊髓后再重复6，观察两下肢的活动情况。

8. 刺激右侧坐骨神经外周端，观察右下肢的活动情况。

9. 直接刺激右侧腓肠肌，观察右下肢的活动情况。

【结果】 将结果填入表1-2。

表 1-2 反射弧的分析

实验操作	实验结果
1. 刺激左侧后肢脚趾皮肤	
2. 剥离左侧后肢脚趾皮肤，再刺激左侧后肢脚趾	
3. 刺激右下肢脚趾皮肤，剪断右坐骨神经，再用电刺激右下肢脚趾皮肤	
4. 刺激右侧坐骨神经中枢端	
5. 破坏脊髓，再刺激右侧坐骨神经中枢端	
6. 刺激右侧坐骨神经外周端	
7. 直接刺激右侧腓肠肌	

【注意事项】

① 操作过程中应注意使蟾蜍头部向外（不要挤压耳后腺），防止耳后腺分泌物溅入实验者眼内（如溅入，应立即用生理盐水冲洗眼睛）。

② 每次实验时保持相同的刺激强度。

【思考题】 以实验结果为根据，推理说明反射弧的几个组成部分。

实验 5 骨骼肌单收缩和强直收缩的观察

【目的】 观察刺激频率和肌肉反应之间的关系，了解强直收缩的形成过程。

【原理】 肌肉组织对于一个阈刺激或阈上刺激，发生一次迅速的收缩反应，称为单收缩。单收缩的过程可分三个时期：潜伏期、收缩期及舒张期。两个同等强度的阈刺激或阈上刺激，相继作用于神经-肌肉标本，如果刺激间隔大于单收缩的时程，肌肉则出现两个分离的单收缩；如果刺激间隔小于单收缩的时程，则出现两个收缩反应的重叠，称为收缩的总和。当同等强度的连续阈刺激或阈上刺激作用于标本时，出现多个收缩反应的融合，称为强直收缩。后一收缩发生在前一收缩的舒张期时，称为不完全强直收缩。后一收缩发生在前一收缩的收缩期时，各自的收缩完全融合，肌肉处于持续的收缩状态，称为完全强直收缩。

【材料】

动物：蟾蜍，体质量50～100g，雌雄兼用。

主要器材：计算机生物信号采集处理系统、蛙类手术器械、铁支架、肌动器、张力换能器、小烧杯、滴管。

【方法】

1. 破坏脑和脊髓　取蟾蜍1只，左手握蟾蜍，背部向上。用食指按压其头部前端，拇指压住躯干的背部，使头向前俯；右手持金属探针，由两眼之间沿中线向后方划触，触及两耳后腺之间的凹陷处即是枕骨大孔的位置。将金属探针由凹陷处垂直刺入，即可进入枕骨大孔。然后将针尖向前刺入颅腔，在颅腔内搅动，以捣毁脑组织。如金属探针确在颅腔内，实验者可感到针触及颅骨。再将金属探针退至枕骨大孔，针尖转向后方，刺入椎管，以捣毁脊髓。彻底捣毁脊髓时，可看到蟾蜍后肢突然蹬直，然后瘫软。如动物仍表现四肢肌肉紧张或活动自如，必须重新毁髓。

2. 剪除躯干上部及内脏　左手捏住蟾蜍脊柱，右手持粗剪刀在骶髂关节水平以上0.5～1.0cm处横断脊柱，然后左手握后肢，用拇指压住骶骨。使其头与前肢自然下垂，右手持粗剪刀，沿脊柱两侧剪除内脏及头部，注意不要伤及坐骨神经干。

3. 剥皮及分离下肢　左手捏住脊柱的两端，右手捏住断端皮肤边缘，向下牵拉剥掉全部后肢皮肤。冲洗手及用过的手术器械。用任氏液冲洗下肢标本，然后沿正中线用粗剪刀将脊柱分成两半，并从耻骨联合中央剪开两侧下肢，并完全分离。将两下肢标本置于放有任氏液的烧杯中备用。

4. 制备坐骨神经-腓肠肌标本　将一侧后肢的脊柱端腹面向上，趾端向外侧翻转，使其足底朝上，用蛙钉将标本固定在玻璃板下面的蛙板上。用玻璃分针沿脊神经向后分离坐骨神经。沿腓肠肌正前方的股二头肌和半膜肌之间的裂缝，找出坐骨神经。坐骨神经基部，有一梨状肌盖住神经，用玻璃分针轻轻挑起此肌肉，便可看清下面穿行的坐骨神经。剪断梨状肌，完全暴露坐骨神经与其相连的脊神经。再用玻璃分针轻轻挑起神经，自前向后剪去支配腓肠肌之外的分支，将坐骨神经分离至腘窝处。分别用粗剪刀和手术剪剪去脊柱骨及肌肉，只保留坐骨神经发出部位的一小块脊柱骨。取下脊柱端的蛙钉，用手术镊轻轻提起脊柱骨的骨片，将神经搭在腓肠肌上（图 1-2）。

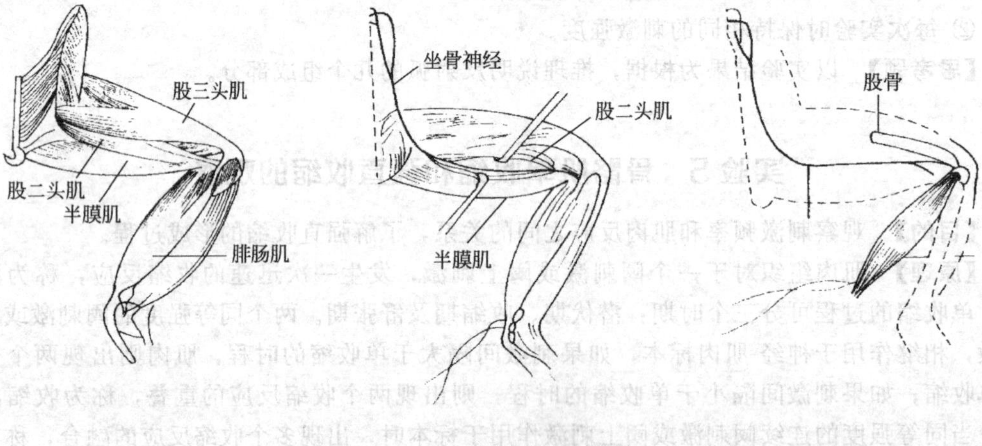

图 1-2　坐骨神经-腓肠肌标本

（1）分离股骨头　左手捏住股骨，沿膝关节剪去股骨周围的肌肉，用粗剪刀自膝关节向前刮干净股骨上的肌肉。保留股骨的后 2/3，剪断股骨。

（2）游离腓肠肌　用手术镊在腓肠肌跟腱下穿线，并结扎。提起结扎线，剪断肌腱与胫腓骨的联系，游离腓肠肌。剪去膝关节下部的后肢，保留腓肠肌与股骨的联系，制备完整的坐骨神经-腓肠肌标本。标本应包括坐骨神经、腓肠肌、股骨头和一段脊柱骨四部分。将标本置于任氏液中浸泡 10min 备用。

5. 连接实验仪器装置　将肌动器固定于铁支架上，张力换能器固定在肌动器的正上方，将标本的股骨头固定在肌动器的股骨固定孔内。再将腓肠肌肌腱上的结扎线与张力换能器相连。连线不可过紧或过松，以使肌肉自然拉平为宜。将标本的坐骨神经放在肌动器的电极上，再将张力换能器与计算机生物信号采集处理系统输入通道相连，刺激电极的接头与刺激器输出端相连。

6. 打开计算机并启动生物信号采集处理系统，观察实验结果。

【结果】 将结果填入表 1-3（用图形表示即可）。

表 1-3　骨骼肌单收缩和强直收缩图形

实验操作	实验结果
1. 电刺激坐骨神经，刺激频率置于低频连续刺激（单收缩）	
2. 电刺激坐骨神经，刺激频率逐次增加（不完全强直收缩）	
3. 电刺激坐骨神经，继续逐次增加刺激频率（单完全强直收缩）	

【思考题】

1. 单收缩过程中的潜伏期包括哪些生理过程？

2. 试把所测出的单收缩三个时期的时间与正常值比较，观察是否一致，分析其原因。

3. 讨论肌肉发生不完全强直收缩及完全强直收缩的条件，人们日常生活中哪些动作属于强直收缩。

实验 6 ABO 血型鉴定

【目的】 掌握 ABO 血型系统的分型依据及血型鉴定方法。

【原理】 血型是根据红细胞膜上特异性抗原（凝集原）的类型来分型。ABO 血型鉴定是将受试者的红细胞分别加入抗 B 凝集素（即抗 B 抗体）和抗 A 凝集素（即抗 A 抗体）中，观察有无红细胞凝集现象发生，从而判断受试者红细胞膜上所含凝集原的类型，以此鉴定血型。

【材料】 抗 A、抗 B 标准血清，显微镜，采血针，玻璃片，牙签，手术镊，干棉球，酒精棉球。

【方法】

1. 取玻璃片 1 片，两端分别标记 A 型（抗 B）、B 型（抗 A）。

2. 分别将抗 A、抗 B 标准血清各 1 滴滴在标记好的玻璃片上。

3. 用 75%酒精棉球消毒左手无名指或耳垂，采血针刺破皮肤，用消毒玻璃片采取适量血液分别与抗 A 血清和抗 B 血清混匀。可用牙签搅拌一下，注意不可使两种血清互相接触。

4. 静置数分钟后，观察有无红细胞凝集现象。肉眼看不清时，可在显微镜下观察。

【结果】 观察比较玻璃片上有无颗粒状的红细胞凝集现象发生，据结果判断血型（图 1-3）。

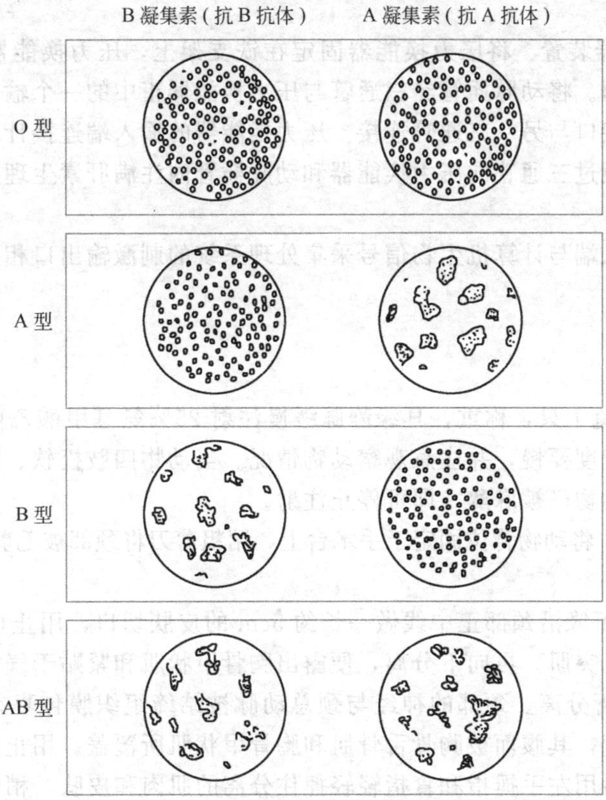

图 1-3 ABO 血型检查结果判断

【思考题】

1. 根据自己的血型，说明你能接受和输血给何种血型的人，为什么？

2. 如何区别血液的凝集与凝固，其机制是否一样？

实验 7　家兔动脉血压的调节

【目的】 学习直接测定和记录家兔动脉血压的急性实验方法；观察某些神经、体液因素对心血管活动的影响。

【原理】 在正常生理情况下，人和高等动物的动脉血压是相对稳定的。这种相对稳定是通过神经和体液因素的调节而实现的，其中以颈动脉窦-主动脉弓压力感受器反射尤为重要。此反射既可在血压升高时降压，又可在血压降低时升压，故有血压缓冲反射之称。家兔的减压神经在解剖上独成一支，易于分离和观察其作用，为实验提供了有利条件。

本实验将动脉插管插入颈总动脉内，经压力换能器将压力变化转换为电信号，间接地用生物信号采集处理系统记录。

【材料】

动物：家兔，体质量 2～3kg，雌雄兼用。

药物：0.01 肾上腺素溶液、0.01%去甲肾上腺素溶液、生理盐水。

试剂：25%氨基甲酸乙酯、肝素（300U/ml）。

主要器材：计算机生物信号采集处理系统、压力换能器、双凹夹、动脉插管、保护电极、动脉夹、兔手术台、哺乳类动物常用手术器械、玻璃分针、纱布、棉球、棉线。

【方法】

1. 连接实验仪器装置　将压力换能器固定在铁支架上，压力换能器的位置应大致与动物心脏在同一水平面。将动脉插管经三通管与压力换能器正中的一个输入接口相连，压力换能器侧管上的输入接口与另一三通管连接。压力换能器的输入端连接计算机生物信号采集处理系统。用注射器通过三通管向压力换能器和动脉插管内注满肝素生理盐水，排空气泡，然后关闭三通管备用。

将刺激电极输入端与计算机生物信号采集处理系统的刺激输出口相连，将刺激电极输出端与保护电极相连。

2. 手术过程

(1) 术前准备

① 麻醉。取家兔 1 只，称重，耳缘静脉缓慢注射 25%氨基甲酸乙酯（4ml/kg 体质量）进行麻醉。注射时速度要慢，并注意观察动物情况。当动物四肢松软、呼吸变深变慢、角膜反射迟钝时，表明动物已被麻醉，即可停止注射。

② 固定与剪毛。将动物背位固定于手术台上，用粗剪刀将颈部被毛剪去，即可进行手术。

(2) 手术

① 在紧靠喉头下缘沿颈部正中线做一长约 5cm 的皮肤切口，用止血钳分离皮下结缔组织，首先看到胸锁乳突肌。再向下分离，便露出胸骨甲状肌和紧贴于气管上的胸骨舌骨肌。

② 颈部神经血管分离。颈部的神经与颈总动脉被结缔组织膜包裹在一起，形成血管神经束，位于气管外侧，其腹面被胸骨舌骨肌和胸骨甲状肌所覆盖。用止血钳分离上述肌肉之间的结缔组织，然后用左手拇指和食指轻轻捏住分离的肌肉和皮肤，稍向外翻，即可将血管神经束翻于食指之上，可清楚看到 3 条粗细不同的神经：迷走神经最粗，呈白色，一般位于

外侧，易于识别；交感神经较细，但较减压神经稍粗，略呈灰色，一般位于内侧；减压神经最细，呈白色，一般位于迷走神经和交感神经之间。识别准确后，用玻璃分针沿纵向小心分离其外的结缔组织膜，一般先分离减压神经，然后再分离迷走神经。神经由周围组织中分离出 2cm 即可穿线备用。然后用弯头止血钳分离颈总动脉外的结缔组织膜，将动脉分离约 4cm 长，即可穿线备用。

③ 插动脉插管。在分离出来的左侧颈总动脉的远心端处（尽可能靠头端）用丝线将动脉结扎，在颈总动脉之近心端处（尽可能靠心端）用动脉夹将动脉夹住，于两者之间另穿一线。在紧靠结扎处的稍后方用眼科剪在动脉上沿向心方向做一斜形切口（注意：不可只剪开外膜，也切勿将整个动脉剪断，切口大小约为管径的一半）。将准备好的动脉插管由切口插入动脉管内，用备用线将插管固定于动脉管内。注意插管应与血管方向一致，且将插管放置稳妥，以防扭转或套管尖端刺破动脉管壁。

3. 实验观察　在实验装置准备妥当、手术完毕以后，慢慢放松动脉夹，即可见有少量血液自颈总动脉冲向动脉插管，随后可按以下实验项目进行观察。

4. 记录正常血压曲线，描记一段正常血压曲线。识别一级波（心波）与二级波（呼吸波）。

5. 提起右侧颈总动脉的备用线，夹闭 15s，观察记录血压变化。

6. 刺激减压神经　用中等强度的电流通过保护电极刺激右侧减压神经，观察记录血压变化。然后进行双结扎后切断。以同样强度的电流依次刺激减压神经的中枢端和外周端，观察记录血压变化。

7. 用同样强度的电流刺激右侧迷走神经，观察记录血压变化。在双结扎后切断，分别刺激其外周端与中枢端，观察记录血压变化。

8. 耳缘静脉注入 0.01%肾上腺素溶液 0.3ml，观察记录血压变化。

9. 耳缘静脉注入 0.01%去甲肾上腺素溶液 0.3ml，观察记录血压变化。

【结果】 将家兔动脉血压的变化结果填入表 1-4。

表 1-4　家兔动脉血压的变化

实验操作	血压变化
1. 正常血压波动曲线	
2. 夹闭颈总动脉 15s	
3. 牵拉颈总动脉 10～15s	
4. 刺激减压神经	
5. 刺激迷走神经	
6. 静脉注射 0.01%肾上腺素溶液 0.3ml	
7. 静脉注射 0.01%去甲肾上腺素溶液 0.3ml	

【注意事项】

① 在分离及穿线时，切勿伤及其下的神经。

② 在颈动脉近甲状腺处有甲状腺前动脉，分离时应稍靠其下，以免损伤。

③ 一项实验后，须待血压基本恢复后再进行下一项实验。

④ 随时注意动脉套管的位置，特别是动物挣扎时，避免扭转而阻塞血流或戳穿血管。

⑤ 随时注意动物麻醉深度，如实验时间过长，动物经常挣扎，可补注少量麻醉剂。

⑥ 注意保温，深度麻醉可使外周血管扩张，冬季保温不好常引起动物死亡。

【思考题】

1. 夹闭一侧颈总动脉，血压发生什么变化？说明其机制。

2. 剪断减压神经，分别电刺激其中枢端和外周端，血压有何变化？说明其机制。

3. 剪断迷走神经，分别电刺激其中枢端和外周端，血压有何变化？说明其机制。

实验8　家兔呼吸运动的调节

【目的】 学习呼吸运动调节的动物实验和记录方法；观察影响呼吸运动的各种因素。

【原理】 人体及高等动物的呼吸运动之所以能持续有节律性地进行，是由于体内调节机制的存在。体内外的各种刺激可以直接作用于中枢或通过刺激不同的感受器反射性地影响呼吸运动，以适应机体代谢的需要。肺牵张反射是保证呼吸运动节律的机制之一。血液中 CO_2 和 O_2 分压以及 H^+ 浓度的改变，通过对中枢与外周化学感受器的刺激及反射性调节，保证血液中气体分压的稳定。

【材料】

动物：家兔，体质量 2～3kg，雌雄兼用。

药物：3%乳酸溶液、生理盐水。

试剂：25%氨基甲酸乙酯。

主要器材：计算机生物信号采集处理系统、呼吸换能器、玻璃分针、刺激电极、气管插管、哺乳类动物手术器械、兔手术台、橡皮管、球囊。

【方法】

1. 动物称重、麻醉和固定　取家兔1只，称重，耳缘静脉缓慢注射25%氨基甲酸乙酯（4ml/kg）进行麻醉。注射时速度要慢，并注意观察动物情况。当动物四肢松软、呼吸变深变慢、角膜反射迟钝时，表明动物已被麻醉，即可停止注射。

将动物背位固定于手术台上，用粗剪刀将颈部被毛剪去，即可进行手术。

2. 颈部手术

(1) 分离迷走神经　沿颈部前正中线做一切口（5cm左右），用血管钳钝性分离颈部肌肉，暴露出气管，用止血钳分离肌肉之间的结缔组织，然后用左手拇指和食指轻轻捏住分离的肌肉和皮肤，稍向外翻，用玻璃分针分离迷走神经，分离出2cm即可穿线备用。

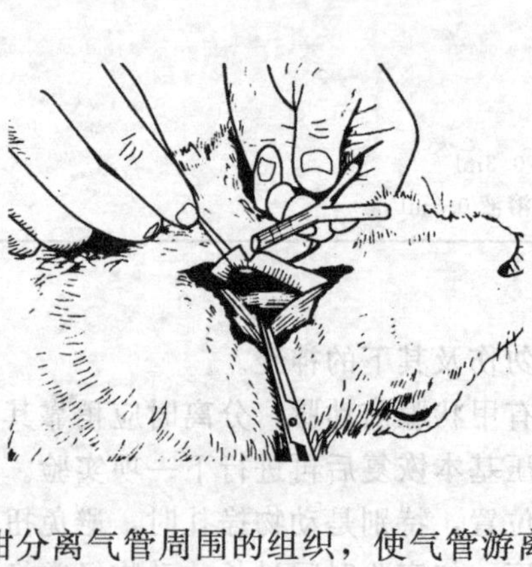

(2) 气管插管　用血管钳分离气管周围的组织，使气管游离出来，在气管下穿一条棉线备用。于甲状软骨下1～3cm处横切气管软骨环，再用剪刀沿正中线向头端剪开气管约1cm，使气管切口呈倒“T”形。然后将气管插管向肺方向插入气管内，用穿好的棉线将插管与气管结扎，同时将线固定于气管插管交叉处以防滑出。

3. 连接实验记录装置　气管插管的一个侧管连接一根 3cm 左右的橡皮管，另一侧管连接呼吸换能器后连接到计算机生物信号采集处理系统。

4. 打开计算机并启动生物信号采集处理系统，观察实验项目。

5. 记录正常的呼吸运动曲线。

6. 吸入气中 CO_2 浓度增加，观察并记录呼吸运动的变化。

7. 吸入气中缺氧后，观察并记录呼吸运动的变化。

8. 增加无效腔对呼吸运动的影响　将长橡皮管连于气管插管的一个侧管上，使无效腔增加，观察并记录呼吸运动的改变。

9. 静脉注射 3%乳酸溶液 2ml，观察并记录呼吸运动的变化。

10. 双结扎颈部一侧迷走神经后切断，观察并记录呼吸运动的变化。再切断另一侧，对比切断迷走神经前后呼吸频率与深度的变化。刺激迷走神经中枢端，观察并记录呼吸运动。

【结果】 将家兔呼吸运动变化结果填入表 1-5。

表 1-5　家兔呼吸运动变化

实验操作	呼吸变化
1. 正常的呼吸运动曲线	
2. 吸入气中 CO_2 浓度增加	
3. 吸入气中缺氧	
4. 增加无效腔	
5. 静脉注射 3%乳酸溶液 2ml	
6. 切断一侧迷走神经	
7. 再切断另一侧迷走神经	
8. 刺激迷走神经中枢端	

【思考题】

1. 二氧化碳增多、低氧和乳酸增多对呼吸有何影响？说明其作用机制。

2. 切断两侧迷走神经后，呼吸运动有何变化？说明其作用机制。

实验 9　家兔胸内负压的观察

【目的】 学习胸内负压的测定方法；观察在呼吸周期中胸内负压的变化。

【原理】 胸膜腔是由胸膜脏层与壁层所构成的密闭而潜在的腔隙。胸膜腔内的压力通常低于大气压，称为胸内负压。胸内负压的大小随呼吸周期的变化而改变。吸气时，肺扩张，回缩力增强，胸内负压加大；呼气时，肺缩小，回缩力减小，负压降低。一旦胸膜腔与外界相通造成开放性气胸，则胸内负压消失。

【材料】

动物：家兔，体质量 2～3kg，雌雄兼用。

试剂：25%氨基甲酸乙酯。

主要器材：水银检压计、兔手术台、哺乳类动物常用手术器械、粗穿刺针头。

【方法】

1. 将动物麻醉后，背位固定于兔体手术台上。剪去右前胸部的皮肤。

2. 将粗针头与水银检压计连接。插入胸膜腔之前，需将针头尖部磨钝，并检查针孔是

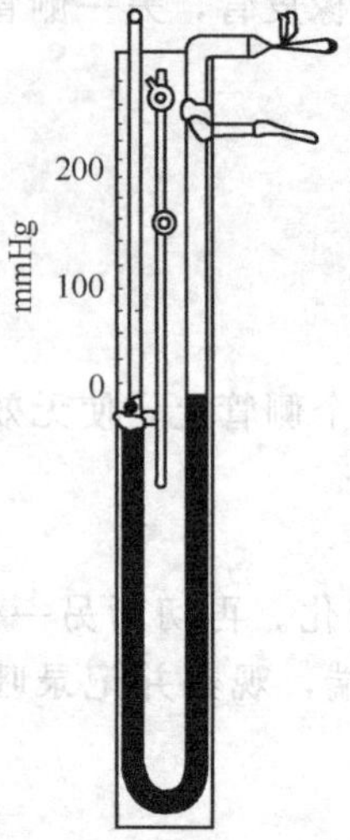

图 1-4　检压计

1mmHg=133.322Pa

否通畅，连接处是否漏气。

3. 在右腋前线第 4、第 5 肋骨上线将针头垂直刺入胸膜腔内。当看到检压计（图 1-4）内的红色水柱随呼吸运动而上下移动时，说明针头已进入胸膜腔内，应停止进针，并固定于这一位置。注意：穿刺时，针头斜面应朝向头侧，注意控制进针力量，用手指抵住胸壁，以防刺入过深。

4. 观察吸气与呼气时检压计水银柱移动的幅度。记下平静呼吸时胸内负压的数值。此时吸气与呼气均为负值。

【结果】 记录家兔胸内压力的变化结果。

【注意事项】

① 用针穿刺时，不要插得过深，以免刺破肺组织，形成气胸。

② 穿刺时如未见压力变化，应转动针头或变换一下角度或拔出，看针头是否堵塞。

【思考题】

1. 在平静呼吸时，胸膜腔内压力为何始终低于大气压？

2. 什么情况下胸膜腔内压可高于大气压？

实验 10　尿生成的调节与尿糖分析

【目的】 学习膀胱插管技术；观察影响尿生成的因素；学习家兔尿糖分析的方法。

【原理】 尿的生成过程包括：肾小球的滤过作用；肾小管与集合管的重吸收作用；肾小管与集合管的分泌作用。在体内，这三个过程往往受到生理性的调节。凡影响这些过程的因素，都可影响尿的生成而引起尿的改变。

【材料】

动物：家兔，体质量 2～3kg，雌雄兼用。

药物：0.01%去甲肾上腺素溶液、垂体后叶素、0.6%酚红溶液、0.5%呋塞米溶液、20%葡萄糖注射液、生理盐水。

试剂：25%氨基甲酸乙酯、5% NaOH 溶液。

主要器材：兔手术台、哺乳类动物常用手术器械、膀胱插管、注射器、滤纸。

【方法】

1. 动物称重、麻醉和固定　取家兔 1 只，称重，耳缘静脉缓慢注射 25%氨基甲酸乙酯（4ml/kg）进行麻醉。麻醉后，背位固定于兔台上，剪去下腹部的被毛。

2. 腹部手术　在下腹部正中线做长约 4cm 的皮肤切口，沿腹白线切开腹壁，用手轻轻将膀胱移出腹腔外，垫上蘸温热生理盐水的纱布，便可以进行插管。

3. 膀胱插管　在膀胱顶部选择血管较少处，在其中央沿纵向剪一小切口，插入充满生理盐水的膀胱插管，结扎固定。插管口最好正对输尿管在膀胱的入口处，但不要紧贴膀胱后壁而堵塞输尿管。膀胱插管的另一端放置于污物桶上。手术完毕后，用温热的生理盐水纱布覆盖腹部创口。

4. 待尿流量稳定后，即可进行各项实验观察。每项实验开始时，都应先记录一段尿量（滴/min）作为对照；然后进行注射，并连续记录和观察至效应明显和恢复过程。

5. 静脉注射温热（37℃）的生理盐水 20～40ml，观察尿量的变化。

6. 静脉注射0.01％去甲肾上腺素溶液0.5ml，观察尿量变化。

7. 做尿糖定性试验，然后静脉注射20％葡萄糖注射液5ml，观察尿量变化，待尿量明显增加时再做尿糖定性试验。

8. 静脉注射垂体后叶素2单位，观察尿量变化。

9. 静脉注射0.6％酚红溶液2ml，记录酚红排出的时间。

10. 静脉注射0.5％呋塞米溶液（5mg/kg）观察尿量变化。

【结果】 将家兔尿生成的变化结果填入表1-6。

表1-6 家兔尿生成的变化

实验操作	尿量/ml
1. 正常情况下单位时间内尿量	
2. 静脉注射温热(37℃)的生理盐水20～40ml	
3. 静脉注射0.01％去甲肾上腺素溶液0.5ml	
4. 尿糖定性试验	
5. 静脉注射20％葡萄糖注射液5ml	
6. 尿糖定性试验	
7. 静脉注射垂体后叶素2单位	
8. 静脉注射0.6％酚红溶液2ml	
9. 静脉注射0.5％呋塞米溶液(5mg/kg)	

【注意事项】

① 做膀胱插管时，应避免将双侧输尿管结扎。

② 膀胱插管内应充满生理盐水。

③ 每项实验前后均应有对照，待尿量基本恢复正常再进行下一步实验操作。

【思考题】

1. 上述实验中，哪些因素是通过影响肾小球滤过功能而发挥作用的？说明其机制。

2. 上述实验中，哪些因素是通过影响肾小管和集合管的重吸收功能而发挥作用的？说明其机制。

3. 静脉注射20％葡萄糖注射溶液，尿糖和尿量有何变化？说明其机制。

实验11 损伤小鼠小脑的效应

【目的】 一侧小脑损伤后的动物，躯体运动表现异常，通过对异常运动的观察，了解小脑的机能。

【原理】 小脑具有维持身体平衡、调节肌紧张和协调肌肉运动等机能。当小脑损伤后，随着破坏程度的不同，可表现出不同程度的肌紧张失调及平衡失调。

【材料】

动物：小鼠，体质量18～22g，雌雄兼用。

试剂：乙醚。

主要器材：哺乳类动物常用手术器械、注射器针头、麻醉口罩、棉球。

【方法与步骤】

1. 用乙醚麻醉小鼠（注意仔细观察呼吸，若呼吸变慢时则表示动物已麻醉）。

2. 自头顶部至耳后沿正中线剪开皮肤，将颈肌向下剥离。透过透明的颅骨即可看清小脑的位置，用针头刺穿颅骨，直达小脑（2～3mm），搅毁该侧小脑。

3. 待小鼠清醒后，可见其向一侧旋转或翻滚。如损伤较轻，小鼠向健侧旋转；当损伤严重时，则向损伤侧翻滚。

【结果】请描述小鼠小脑损伤后出现何种运动功能的变化。

【注意事项】 破坏小脑时，注意不可深刺，以免损伤脑干。

【思考题】 根据实验结果说明小脑的生理机能。

（刘 涌）

第四节 基本病理变化实验

基本病理变化实验内容包括观察病变器官的大体改变和组织学改变，辅以观看多媒体图片及病案讨论并完成实验报告等。

一、大体标本的观察方法

病理标本主要来源于手术切除或尸体解剖所取得的病变器官。观察时，首先要辨认是何器官，然后由外向内、由上到下来观察器官的体积、形状、颜色、硬度、表面及切面的特点，与正常器官比较，发现其病灶；再进一步观察病灶的数目、大小、形状、颜色、部位、分布特点、质地、有无包膜及其与周围组织的关系等。

二、组织切片的观察方法

病理学切片的组织主要取自病变的器官，一般使用苏木素-伊红（HE）染色，核呈蓝紫色，胞浆呈红色。观察时，首先用肉眼或放大镜分清切片的正反面，初步了解组织切片的结构及颜色的均匀度；然后用低倍镜从上到下或从左到右全面观察切片，辨认是何组织，找出病变，确定病变范围及其与周围组织的关系；最后用高倍镜仔细观察病变部位的结构和细胞形态。

三、实验报告的书写规范

病理学实验报告的形式有描述大体标本和组织切片的特点、绘制组织学改变图、回答问题及病案讨论的发言提纲等。描述病变要求全面准确，重点突出，条理清楚。绘图要求准确表现出病变器官和病变的特点，注意大小比例关系，色彩正确，并作出主要病变的图标及诊断。

病理学实验报告

实验内容：______________

图示区

染色方法：________ 放大倍数：________

镜下特点：____

____

____

____

____

____

病理诊断：____

实验 12　细胞和组织的损伤与修复

【实验目的与要求】

- 掌握萎缩、变性和坏死的病理形态特点。
- 掌握肉芽组织的镜下形态特点。
- 了解这些病变对相应组织、脏器的功能的影响。

【教学内容】

1. 简单介绍细胞和组织的适应性反应的形态表现。
2. 重点介绍细胞和组织损伤的形态变化。
3. 讲解损伤修复的主要方式。

【观察内容】

一、萎缩的基本病变要点

肉眼形态：体积缩小，颜色加深，表面血管弯曲，质地变硬，切面实质变薄。

镜下特点：实质细胞体积缩小和/或数量减少，间质纤维和/或脂肪组织增生，实质细胞内可有色素沉积。

标本观察：

1. 心脏萎缩　心脏体积缩小，重量减轻，呈灰褐色，心尖变尖，表面冠状血管迂曲，心外膜下脂肪消失。

2. 肾萎缩　肾盂结石、肾盂积水引起的肾萎缩，外观体积增大，而切面肾盂、肾盏高度扩大，肾实质萎缩（变薄）。

二、肥大的基本病变要点

肉眼形态：体积增大，切面实质增厚。

镜下特点：实质细胞体积增大，核大深染，核增多，间质相对减少。

标本观察：

1. 心肌肥大　高血压病患者之心脏，体积明显大于正常心脏，重量增加，各房室均扩大，心肌肥厚，尤以左心室增厚最为显著。

2. 前列腺肥大　前列腺显著增大，表面呈结节状，切片呈蜂窝状，见许多大小不等的囊腔。

三、化生

1. 支气管上皮鳞状化生

(1) 组织切片低倍镜观察　见细小支气管腔扩张。

(2) 高倍镜观察　见支气管黏膜上皮变成鳞状上皮细胞（见彩图 1）。

2. 胃腺肠上皮化生

(1) 组织切片低倍镜观察　部分胃黏膜变薄，固有腺体减少，体积缩小，淋巴小结增生。

(2) 高倍镜观察　黏膜上皮和腺体内有杯状细胞和吸收细胞，偶见潘氏细胞（见彩图 2）。

四、变性

（一）细胞水肿的基本病变要点

肉眼形态：病变组织、器官体积增大，颜色苍白，被膜紧张。

镜下特点：实质细胞体积增大，胞浆淡染。

肝细胞水肿标本观察：

(1) 大体标本观察　肝脏体积增大，包膜紧张，边缘变钝，切面略隆起，边缘略外翻，颜色苍白而浑浊。

(2) 组织切片观察　镜下见肝细胞体积增大，胞浆染色变浅，肝索增宽，排列紊乱，肝血窦变窄，有些肝细胞体积显著增大，变圆，胞浆几乎透亮，即为肝细胞气球样变（见彩图 3）。

（二）脂肪变性的基本病变要点

肉眼形态：病变器官体积增大，包膜紧张，边缘变钝，颜色淡黄，切面有油腻感。

镜下特点：病变的细胞体积增大，胞浆内有大小不等的圆形空泡，严重时核被挤至细胞膜下。

肝脂肪变性标本观察：

(1) 大体标本观察　肝组织一块，肝体积增大，包膜紧张，表面和切面均为黄色，切面有油腻感，切缘外翻。苏丹Ⅲ染色时，凡有脂肪变性的区域均染成橘红色。

(2) 组织切片观察　镜下见肝细胞体积增大，核周见许多圆形小空泡，并可融合成大空泡，重度脂肪变的肝细胞，其核可被挤向一侧，形似脂肪细胞（见彩图 4）。

（三）玻璃样变性的基本病变要点

肉眼形态：病变的组织呈灰白色，半透明，质地坚韧。

镜下特点：病变的组织或细胞内呈均质、红染、半透明改变。

标本观察：

1. 胸膜玻璃样变性　标本为一侧肺，胸膜已显著增厚，变硬，呈灰白色。

2. 结缔组织玻璃样变

(1) 大体标本观察　切除的皮肤组织一块，表面有一结节状隆起，颜色变浅，切面灰白、致密，有纵横交错的条索状结构。

(2) 组织切片观察　皮下纤维结缔组织局限性增生，胶原纤维增粗，并互相融合为梁状、带状或片状的半透明均质物，纤维细胞明显减少。

3. 脾中央动脉玻璃样变性组织切片观察　脾中央动脉管壁增厚，均质红染，正常结构不清，管腔狭窄（见彩图5）。

五、坏死的基本病变要点

肉眼形态：凝固性坏死组织呈灰白色或灰黄色，凝固状；液化性坏死组织呈液体状，形成囊腔；干酪样坏死组织呈淡黄色，质地细腻似奶酪。

镜下特点：坏死细胞核固缩、碎裂、溶解，胞浆红染，结构消失，周围有充血和炎细胞浸润。

标本观察：

（一）凝固性坏死

1. 脾凝固性坏死

（1）大体标本观察　脾脏一片，包膜增厚。切面，于一侧包膜下有两块灰白、略呈三角形的梗死区，坏死组织干燥、呈凝固体，界限清楚，边缘充血或出血带较明显。

（2）组织切片观察　镜下见坏死区内正常的细胞结构消失，但组织结构轮廓尚在。周围有不规则的充血、出血带。

2. 肾干酪样坏死

（1）大体标本观察　肾体积增大，切面广泛坏死，肾盂、肾盏广泛破坏，坏死区为灰黄色干酪样坏死物并伴空洞形成。

（2）组织切片观察　坏死区肾组织结构被破坏，坏死较彻底，既没有细胞结构，也没有组织轮廓，呈红染无结构的细颗粒状（见彩图6）。

（二）液化性坏死

1. 肝阿米巴脓肿　肝右叶见巨大“脓肿”，“脓肿”已向外溃破，内为破絮状坏死组织，坏死组织液化流出。

2. 脑脓肿　标本为冠状切面之大脑，切面见多个大小不等的脓肿，边界清楚，脓液流失，形成空腔，腔内面可见少量脓液附着。

（三）坏疽

1. 足干性坏疽　截肢标本，坏疽区呈黑褐色，部分皮肤已脱落，干燥，皱缩，与正常组织界限清楚。

2. 足湿性坏疽　截肢标本，足前端已发生坏死，呈墨绿色，与正常组织分界不清，继发感染。

六、坏死的结局

1. 空洞　肾空洞标本为肾结核之切除的肾脏，切面可见肾实质已完全被破坏，有多个大小不等、形状不规则的空洞。

2. 溃疡　小弯部胃溃疡即黏膜坏死脱落后留下较深的局限性组织缺损，边缘较整齐，底部平坦，质地较硬。

3. 钙化　肺钙化标本为肺结核时切除的肺组织一块，组织内有一灰白色的结节，内有散在的石灰渣样的颗粒，此即钙化物。

七、损伤的修复

1. 肉芽组织的大体标本观察　呈鲜红色、颗粒状、柔软湿润、形似肉芽。

2. 肉芽组织的组织切片观察　肉芽组织表面有一层炎性渗出物（中性粒细胞和纤维素）。肉芽组织由大量新生毛细血管、成纤维细胞及不等量炎细胞构成（见彩图7）。

【病案讨论】

患者，男性，19岁，士兵。

主诉　右下肢枪伤，肿胀2周。

现病史　患者于2周前右下肢受枪击，子弹未取出，后伤口感染，局部明显肿胀，按之有捻发音。逐步出现意识障碍，抢救无效，死亡。

尸检结果　右下肢明显肿胀，灰黑色，界限不清，手压时有捻发音，镜下局部横纹肌广泛坏死。肝体积增大，细胞胞浆内出现洁净透亮的空泡，冰冻切片，锇酸将其染成黑色，苏丹Ⅲ将其染成橘红色；局部肝细胞核模糊不清，甚至消失，少许淋巴细胞浸润。双肾体积增大，被膜紧张，切面隆起，边缘外翻，无光泽，肾近曲小管上皮细胞高度肿胀，胞浆里出现多量细小粉染的颗粒。心肌间质充血，少许炎细胞浸润。脑内小血管扩张、充血，血管周围间隙增宽。

讨论

① 病理诊断及依据。

② 临床病理联系（即应用病理改变来解释临床症状）。

③ 死亡原因。

【复习思考题】

1. 试述化生的病理特点、意义与结局。
2. 列举常见的细胞变性并简述病变特点及其影响和结局。
3. 简述肉芽组织的基本结构及在修复过程中的作用和结局。
4. 简述凝固性坏死与液化性坏死间的区别。

实验13　局部血液循环障碍

【实验目的与要求】

- 掌握肝瘀血的大体及镜下形态特点与临床病理联系。
- 熟悉贫血性梗死与出血性梗死的病理特点。
- 了解急性肺瘀血与肺褐色硬变的镜下特点。
- 应用动物实验来探讨静脉性充血的发生机制及形态特点。

【教学内容】　通过大体标本、组织切片观察充血、出血、血栓、栓塞和梗死。

【观察内容】

（一）充血和瘀血的基本病变要点

肉眼形态：瘀血器官体积增大，颜色暗红，表面可见扩张的小血管，时间长时，器官质地变硬。

镜下特点：组织中小静脉和毛细血管扩张，充满红细胞，并有淡红水肿液，间质增生。

标本观察：

1. 慢性肝瘀血

(1) 大体标本观察　肝脏体积增大，包膜紧张，重量增加，切面呈红黄相间，极似中药槟榔的切面，故称“槟榔肝”。

(2) 组织切片观察　肝小叶结构完整，中央静脉及周围肝窦扩张，内充满大量红细胞，该处肝细胞萎缩、消失，小叶周边肝细胞体积增大，浆内充满红染细颗粒，部分肝细胞浆内有大小不一的脂滴空泡（见彩图 8）。

2. 慢性脾瘀血

(1) 大体标本观察　标本为一脾脏，被膜增厚，体积显著增大，颜色暗红。切面脾小体消失，有散在灶性出血。

(2) 组织切片观察　低倍镜下见脾窦扩张、充血，脾小体萎缩，数目减少。窦岸细胞增生，小梁中见含铁血黄素沉积伴纤维化。

3. 慢性肺瘀血

(1) 大体标本观察　肺体积略增大，透过肺膜可见黑色炭末沉着及黄褐色斑点，切面肺呈浅褐色，较致密，有散在黄褐色斑点。

(2) 组织切片观察　肺泡腔及肺间质内见大量吞噬含铁血黄素的巨噬细胞，部分肺泡腔内大量淡红色浆液积聚使肺泡腔扩大，部分肺泡壁毛细血管网轻度扩张充血，部分肺泡壁纤维组织增生（见彩图 9）。

（二）出血

1. 软脑膜下出血　标本为新生儿大、小脑矢状切面。两侧颞叶软脑膜下见一紫黑色囊腔。

2. 脾出血　标本为外伤所致脾脏破裂。脾被膜下及实质内均大片出血。

（三）血栓

1. 大体标本观察

(1) 二尖瓣赘生物　标本见二尖瓣闭锁缘上一行排列较整齐、灰黄色、细颗粒状突起，直径约 0.1cm。

(2) 中等静脉内的血栓　呈圆柱形，似凝血块，表面干燥、无光泽、质脆，部分区域为红白相间。

2. 组织切片观察

(1) 混合血栓　红细胞与血小板梁层状交替排列，小梁边缘排列中性粒细胞，部分血栓与血管壁附着，肉芽组织长入血栓内（见彩图 10）。

(2) 白色血栓　由淡红染的血小板及少量纤维蛋白构成。

(3) 透明血栓　由红染的丝状纤维蛋白构成。

（四）肺血栓栓塞

(1) 大体标本观察　肺动脉主干及左右肺动脉腔内有长短不一、暗红色或灰黄色的固体团块阻塞，与血管内膜无粘连。

(2) 组织切片观察　肺小动脉腔内可见混合血栓团块。

（五）梗死

1. 脾贫血性梗死

(1) 大体标本观察　标本为一片脾脏。于脾脏一侧切面见两块略呈三角形梗死灶，灰白色，质地较实，周围有暗红色出血带。

(2) 组织切片观察　淡红染区细胞坏死，但脾小体和血管的结构轮廓可见。

2. 肺出血性梗死

(1) 大体标本观察　肺切面可见楔形暗红色实变区，结构不清，尖朝肺门，底朝肺表面。

(2) 组织切片观察　梗死区充满红细胞，肺泡组织结构不清，周围肺组织显著充血，充血、出血带不明显。

3. 肠出血性梗死大体标本观察　标本为套叠肠段之剖面，见肠段呈黑褐色，肠壁因瘀血、水肿、出血而明显增厚，黏膜皱襞消失，与正常肠壁界限不清楚。

【病案讨论】

某大面积烧伤的病人，住院治疗期间曾做大隐静脉切开输液。患者后因感染性休克死亡，尸检时发现髂外静脉内有血栓形成。

试分析

① 请考虑患者血栓形成的原因。

② 此血栓是何种类型并描述其大体及镜下形态。

【复习思考题】

1. 描述槟榔肝的肉眼及镜下改变。

2. 试述临床上为了判断右心衰竭的治疗与发展情况，为什么常可采取触摸肝脏下界的方法?

3. 血栓形成对机体可造成哪些不利影响?

4. 试分析一大手术后病人下肢静脉内血栓形成的原因。

5. 简述血栓栓塞的常见原因及后果。

6. 试述贫血性梗死与出血性梗死的形成条件、病理特点。

实验 14　炎症的基本病理变化及分类

【实验目的与要求】

- 掌握炎症的基本病理变化，渗出性炎症的分类及病变特点。
- 了解各种炎细胞的形态及临床意义。

【教学内容】　通过大体标本、组织切片观察炎症的基本病变及类型。

【观察内容】

一、变质性炎症

1. 急性重症肝炎

(1) 大体标本观察　标本为肝脏组织，体积显著缩小，被膜皱缩，质软，切面呈黄色或红褐色，故又称为急性黄色肝“萎缩”，并有充血、出血小区，血管相对集中，管腔扩大。若肝脏显著充血出血而呈紫红色，则称急性红色肝“萎缩”。

(2) 组织切片观察　肝细胞大片坏死，肝窦扩张充血、出血，网状纤维塌陷，小叶内及汇管区有炎细胞浸润（见彩图 11）。

2. 流行性乙型脑炎

(1) 大体标本观察　脑切面病变分布广泛，表现为微小软化灶。

(2) 组织切片观察　坏死灶内神经细胞变性、坏死，出现卫星现象和噬神经细胞现象，胶质细胞增生，血管充血，周围有炎细胞围绕浸润形成血管套（见彩图 12）。

二、渗出性炎症

(一) 浆液性炎症

输卵管积水　大体标本观察　标本为囊性肿块，囊壁薄或菲薄，半透明，质软，表明内含液体，一侧可见输卵管伞端，已粘连，闭塞不通。

(二) 纤维素性炎症

1. 纤维素性心包炎

(1) 大体标本观察　心脏标本，心包已剪开，心包表面粗糙，为大量灰黄色纤维素所覆盖，部分区域心包膜增厚、粘连，部分区域表面呈絮状或粗绒毛状，故又称绒毛心。

(2) 组织切片观察　在心肌、脂肪组织的表面有纤维素聚集成束状或片块状，深红色，其间杂有少量坏死的细胞碎片及炎细胞，深层处见部分区域毛细血管丰富，纤维母细胞增生。

2. 细菌性痢疾（假膜性炎）

(1) 大体标本观察　标本为一段结肠，黏膜面见一层灰白色或污灰黄色糠皮样膜状物覆盖，称为假膜，部分已脱落，形成大小不等、形态不一的小溃疡。

(2) 组织切片观察　结肠黏膜充血、水肿，浅层坏死，局部有纤维素及中性粒细胞渗出构成假膜。

3. 大叶性肺炎

(1) 大体标本观察　标本为肺的一叶，体积略大，胸膜有灰黄色膜状物附着，切面肺呈灰白色实变。

(2) 组织切片观察　肺泡结构存在，肺泡腔内为纤维蛋白、中性粒细胞和单核细胞充满（见彩图 13）。

(三) 化脓性炎症

1. 化脓性阑尾炎

(1) 大体标本观察　标本为切除之阑尾，阑尾肿胀增粗，表面充血，有灰黄色脓性渗出物覆盖，切面，阑尾层次不清，腔内有炎性渗出物。

(2) 组织切片观察　阑尾各层显著充血水肿，伴大量中性粒细胞浸润，尤以肌层典型，浆膜层及系膜脂肪组织中也见有中性粒细胞浸润；阑尾腔扩大，内含大量脓细胞，即变性坏死的中性粒细胞，部分黏膜上皮细胞坏死脱落（见彩图 14）。

2. 肺脓肿大体标本观察　标本为小儿的喉、气管及肺组织，肺组织各叶均有粟粒至桂圆大小的黄色脓肿，外层为脓肿膜，内为脓液，部分脓肿中脓液流失，留下空腔，左肺的胸膜有少量纤维素性渗出物附着。

3. 脾脓肿大体标本观察　标本为脾脏，脾表面及切面有散在多发性小脓肿，直径约 0.5cm 大小。

4. 化脓性脑膜炎大体标本观察　标本为大脑组织，脑膜血管扩张充血，脑膜表面有灰黄色脓性渗出物覆盖，渗出显著处脑表面结构（脑沟、脑回与血管）模糊不清。渗出物少的区域，软脑膜略呈浑浊。

三、增生性炎症

1. 鼻息肉及子宫颈息肉

(1) 大体标本观察　标本为椭圆形肿块，表面光滑，质地细软，灰白色，有蒂，长短不一。

(2) 组织切片观察　肿块表面被覆柱状上皮，内部腺体增生，腺腔扩张。腺管由柱状或立方形上皮围成，数量增多。间质血管及纤维成分增生，伴慢性炎细胞浸润（见彩图 15）。

2. 慢性淋巴结炎大体标本观察　标本为肿大淋巴结，表面光滑，切面呈灰白色，质韧或硬。

3. 慢性胆囊炎

(1) 大体标本观察　标本为剖开之胆囊，壁厚薄不一，黏膜皱襞粗糙。

(2) 组织切片观察　胆囊壁显著增厚，肌层和浆膜层内可见大量纤维组织增生，各层均有淋巴细胞、浆细胞及单核细胞浸润。

4. 异物性肉芽肿

(1) 大体标本观察　标本为网膜包裹的结节状肿块，肿块中央见有一纱布或外科缝线或木刺等异物。

(2) 组织切片观察　结节内见大量巨噬细胞，并见多核巨细胞形成。巨噬细胞增生，体积增大，胞浆丰富，核圆形、椭圆形或肾形，有些细胞内有多个大小形状均较一致的细胞核，称为多核巨细胞。

5. 感染性肉芽肿组织切片观察　此切片为肺结核所形成的结核结节，结节中央是红染无结构的干酪样坏死物，周围有大量类上皮细胞及朗汉巨细胞，外周为少量炎细胞和成纤维细胞（见彩图 16）。

【病案讨论】

例 1　腹痛、呕吐、高热、休克、昏迷。

主述　早餐后脐周疼痛，伴呕吐。

现病史　患者男，16 岁，学生。于 1982 年 1 月 10 日下午 2 时起畏寒发热，体温达 41.3℃。腹痛加剧，呕吐频繁，即到当地医院对症处理，病情未能缓解。查血白细胞 16.8×10^9/L，中性粒细胞 0.8。夜间神志不清，持续高热，以感染性休克收住入院。

体检　体温 39.7℃，脉搏 140 次/min，呼吸 28 次/min，血压 0/0。急性重病面容。神志恍惚，全身皮肤散在荨麻疹，未发现皮肤破损及疖肿痕迹。颈部两侧有数个黄豆大淋巴结，无压痛。心律齐。两肺散在干啰音。肝、脾未触及。腹软无包块。四肢无特殊。脑膜刺激征（—）。病理反射（—）。

实验室检查　血白细胞 9.4×10^9/L，中性粒细胞 0.75，淋巴细胞 0.25。血培养：金黄色葡萄球菌，凝固酶阳性。脑脊液培养：阴性。

临床拟诊败血症、感染性休克，随即给予扩容、纠酸、强心、抗感染治疗。经上述抢救 2h，血压从 0/0 回升到 11.4/8kPa，导出尿液 350ml。患者于次日凌晨 4 时 48 分呼吸、心跳停止。

尸检　肝脏满布粟粒大的微脓肿，以外周较多。脓肿位于肝小叶内，有的以菌群为中心。门管区有多量中性粒细胞及巨噬细胞散在浸润。未见纤维化及假小叶形成。胆道通畅，胆囊无特殊。脓液培养为金黄色葡萄球菌（金葡菌）。体表未查见感染病灶。脑重 1500g（正常 1348g），脑回增宽，脑沟变浅。脑膜充血、浑浊，未见脑疝压迹。镜下蛛网膜下腔见大量浆液及少量炎症细胞渗出；脑实质血管周隙增宽。腹水约 200ml，草黄色，澄清，属漏出性，脾及肠系膜淋巴结内淋巴细胞稀疏，滤泡萎缩，提示免疫系统功能低下。

讨论

① 本例金葡菌脓毒血症病情凶险，起病至死亡不到 48h，与该菌具有各种毒素和酶有关。金葡菌的红疹毒素可致各种皮疹，而荨麻疹作为金葡菌败血症的特征性皮疹更具有诊断意义。金葡菌肠毒素的作用可使临床表现为腹痛、呕吐。本例严重感染，腹痛、呕吐非常突出可能与此有关。本例开始白细胞较高，病情恶化时白细胞则不升高，与金葡菌释放杀白细胞素有关。金葡菌产生凝固酶作用于血浆或纤维蛋白可在细菌周围形成一层纤维保护膜，致使抗生素难以接触。透明质酸酶也使炎症易于扩散。有的菌株产生青霉素酶，能破坏青霉素中的内酰胺环，从而使青霉素失效。这些微生物学特点是造成本菌败血症病情严重、治疗困难的原因。

② 本例入院后经积极抢救治疗，血压回升，周围循环有所好转，但昏迷却有加深且发生呼吸骤停，提示脑水肿有所加重。其原因除毒血症未能控制外，也可能因为治疗上注意力集中在扩容、纠酸，而加重了脑水肿（中毒性脑病），导致中枢性呼吸衰竭。

③ 本例尸解发现脾及肠系膜淋巴结内淋巴细胞稀疏、滤泡萎缩，提示免疫功能低下。这种情况再加上入侵细菌的数量与毒力因素是本例发生严重败血症抢救无效致死的根本原因。

④ 本例脓肿位于肝小叶内，胆道无病变且在血及脓液中培养出金葡菌，故可认为该肝脓肿为败血症的迁徙病灶，原发感染灶为隐源性。

例 2　剧烈腹痛、发热、腹胀、呕吐。

主述　剧烈腹痛、发热、腹胀、恶心呕吐 2 天。

现病史　患者，女，36 岁，因剧烈腹痛、发热、腹胀、恶心呕吐 2 天入院。入院前 2 天，饭后觉上腹饱胀、隐痛，恶心、呕吐，并逐渐加重，腹痛逐渐延及脐周至右下腹，初为阵发性，后转为持续性并不断加剧，并觉腹胀、畏寒、发热、恶心，呕吐 2 次，在当地医院输液未见好转。既往身体健康，无慢性病史。

体检　体温 39.5℃，脉搏 88 次/min，血压正常。患者呈痛苦面容，腹部膨胀，下腹部压痛明显，以右下腹为甚，腹肌紧张，并有反跳痛，肠鸣音消失，无腹水征。

实验室检查　外周血白细胞计数 $18\times10^9/L$，中性粒细胞占 92%。

讨论

① 根据病史、体检结果及实验室检查结果，请考虑本例为何病？

② 应用病理学知识解释诊断的依据。

③ 根据上述诊断，写出手术标本的大体观察及镜下表现。

【复习思考题】

1. 炎症局部的基本病理变化有哪些？

2. 何谓假膜性炎症？

3. 何谓蜂窝织炎症？

4. 脓肿与蜂窝织炎有何区别？
5. 感染性肉芽肿有何特点？
6. 何谓炎性息肉、炎性假瘤？

实验15　肿瘤的形态特点

【实验目的与要求】

- 掌握肿瘤的基本结构、分类及命名。
- 掌握肿瘤的扩散途径，癌与肉瘤的区别。
- 了解各种组织常见的肿瘤。

【教学内容】

1. 简单介绍肿瘤的大体形态。
2. 重点介绍肿瘤的生长与扩散。
3. 观察各种组织常见的肿瘤。

【观察内容】

一、肿瘤的大体形态

只要求一般形态结构的观察，具体各种肿瘤的观察特点将在后面叙述。

1. 形状

结节状——纤维瘤、甲状腺腺瘤。

分叶状——脂肪瘤。

囊状——卵巢囊腺瘤。

息肉状——肠腺瘤性息肉。

乳头状——阴茎乳状瘤，皮肤乳头状瘤癌变。

溃疡型——胃癌（溃疡型）。

浸润型——胃黏液腺癌。

2. 大小　大——左上臂脂肪瘤，大者可达数十千克；小——微癌，仅镜下发现。

3. 颜色

灰白色——多见于癌，纤维瘤。

红色——血管丰富或伴出血，如血管瘤、绒癌。

黄色——脂肪瘤。

黑色——黑色素瘤。

4. 硬度　取决于肿瘤来源（如骨瘤最硬，脂肪瘤则较软），间质与实质的比例（如乳房的髓样癌较软，硬瘤则较硬）及有无继发性改变（如伴出血坏死则较软）。

5. 数目　多数为单发，也可多发，如子宫多发性平滑肌瘤。

二、肿瘤的扩散

（一）直接蔓延

如乳腺癌，标本为手术切除的乳房，切面灰白色区为癌组织，肿瘤与周围组织无明显分界，无包膜，并呈蟹足状浸润至周围脂肪组织及肌肉。

（二）转移

1. 淋巴道转移　如乳房癌伴腋淋巴结转移，标本为乳房癌根治标本，肿块灰白色、较大，边界不清楚，同侧腋窝淋巴结均显著肿大，并融合成大块状，切面与乳房肿块相似。

2. 血道转移　如恶性黑色素瘤，沿血液循环转移至肺、脑、脾、小肠及小肠系膜。

（1）恶性黑色素瘤肺转移　标本为肺组织，两肺部分叶间胸膜及右肺上叶部分胸膜均有陈旧性粘连。于左、右各叶肺内均散在大小不等的黑色素瘤转移结节。

（2）恶性黑色素瘤脑转移　标本为冠状切面的额叶脑组织两片，于灰质及白质内可见芝麻至青豆大的黑色素瘤结节。

（3）恶性黑色素瘤脾转移　标本为脾脏一片，切面见散在多数大小不等的黑色素瘤结节（标本中的小空洞系固定不佳组织自溶之故）。

（4）恶性黑色素瘤肠系膜转移　标本为小肠及小肠系膜，肠壁已剪开，于小肠系膜及肠壁上见绿豆至青豆大的黑色素瘤结节。本例原发灶见截除之食指标本，甲下见一黑色肿物；指骨表面血管内可见一瘤栓子。

3. 种植性转移　如卵巢种植性转移，标本为全子宫加双侧附件组织，双侧卵巢呈圆球形结节，直径 8cm×7cm×5cm 至 7cm×5cm×4cm，质硬，切面灰白（卵巢 Krukenberg 瘤）。

三、常见肿瘤举例

（一）上皮性肿瘤来源的良、恶性肿瘤

1. 鳞状上皮来源的肿瘤

（1）阴茎乳头状瘤大体标本观察　阴茎一段，长 7cm，其龟头及包皮处均被乳头状新生物遮盖。

（2）皮肤乳头状瘤

① 大体标本观察。皮肤一块，7cm×6cm，于中央见 4.5cm×4.5cm 大小的菜花状新生物，基底宽，该新生物的上方有溃疡形成，镜下为鳞状细胞乳头状瘤，局部癌变。

② 组织切片观察。乳头状瘤处呈手指状突起，表面覆以如指套的鳞状上皮，并保留原排列结构及层次，即角化层红色，无细胞核或固缩的细胞核；颗粒层位于角化层下，染色最深，如带状，高倍镜下可见细胞内有紫黑颗粒；棘细胞层细胞呈多角形，高倍镜下可见细胞间隙及基底层，细胞略小；最下一层呈柱状排列，各细胞无明显异型，也未向下生长，乳头中央为疏松结缔组织，内有血管及少量淋巴细胞浸润（见彩图 17）。

（3）鳞状细胞癌

① 大体标本观察。阴茎癌，菜花型。

a. 标本为两段阴茎，一段做矢状剖面，另一段未切开。后者为包茎，于阴茎背部有一菜花状肿物，几乎环绕阴茎一周。矢状剖面的阴茎见肿瘤已累及包皮，阴茎海绵体无明显浸润，镜下均为鳞状细胞癌。

b. 阴茎一段已剖开，切面见大部龟头及包皮均被灰白色肿瘤所浸润，肿瘤表面呈乳头状突起，唯阴茎海绵体及皮肤未受累。

c. 标本为切除的食管一段，切面见灰白色肿块沿食管壁四周不均匀性生长，造成食管壁增厚，管腔狭窄，灰白组织长入肌层内。

② 组织切片观察。镜下见纤维结缔组织内有大小不等的细胞团，此即癌巢，为肿瘤的实质部分，有的癌巢内有同心圆排列的角化珠，癌巢内癌细胞排列无一定方向，在有些癌巢内最外一层细胞较深，呈柱状排列，相当于皮肤的基底层，其内细胞较大，染色略浅，相当于棘细胞层，而角化珠则相当于角化层，细胞大小不等，染色深浅不一，核大，染色深，染色质粗（即有紫色小点），核形不一，大小不等，易找见核分裂现象。癌巢之间的纤维结缔组织即为间质，间质为血管丰富的结缔组织，有明显充血及炎细胞浸润，部分癌组织浸润至平滑肌（见彩图 18）。

2. 腺上皮来源的肿瘤

(1) 甲状腺腺瘤大体标本观察　标本为肿瘤的切面，为一椭圆形结节，淡红色，有完整包膜。

(2) 卵巢多房性黏液性囊腺瘤大体标本观察　囊肿一个，已剖开，1.5cm×4cm×8cm 大小，表面呈分叶状，包膜尚光滑（表面覆盖的白色块状物系囊内容物）。切面可见许多大小不等的囊腔，囊内原充满胶冻状物，现已剪开。

(3) 唾液腺混合瘤（多形性腺瘤）大体标本观察　标本为肿瘤的切面，一侧附少量皮肤，6.5cm×4cm 大小，在灰黄色背景上有灰白色不规则半透明区，质较坚实，似有一完整的包膜。

(4) 卵巢浆液性乳头状囊腺癌（外生型）大体标本观察　标本为囊状肿瘤，其表面见无数乳头状突起，灰白色。

(5) 胃癌（溃疡型）

① 大体标本观察。部分胃壁于中央见一巨大溃疡，边缘黏膜不规则隆起，底部凹凸不平，出血坏死物较多。

② 组织切片观察。镜下见癌细胞排列形成癌巢，癌巢呈腺管状，形状不规则，癌细胞核大，深染，拥挤，层次增多，并向黏膜下层及肌层浸润（见彩图 19）。

(6) 乳腺癌（蟹足状）大体标本观察　标本为剖切之乳房组织，切面见灰白色癌组织，蟹足状。

(7) 胃黏液腺癌（胶样癌）大体标本观察　标本为切除之胃肿块，已对剖，切面灰白色，湿润，半透明，如胶冻样，边界不甚清楚。

(8) 肠腺癌（溃疡型）

① 大体标本观察。标本为切除之直肠一段，近肛缘处有一 5cm×5cm 溃疡，边缘肠黏膜不规则隆起，底部凹凸不平。

② 组织切片观察。镜下见部分肠黏膜及腺体还正常，部分已变为腺癌，癌细胞形成腺样结构，但腺腔大小不一，细胞层次增多，排列不规则，细胞大小不一，核大小不一，染色较深，染色质粗块状，分布不均，可见核分裂象，间质充血水肿及炎细胞浸润（见彩图 20）。

(二) 间叶组织来源的良、恶性肿瘤

1. 纤维瘤大体标本观察　鸡蛋大结节状肿物一个，表面附有皮肤组织（镜检为纤维瘤）。

2. 脂肪瘤大体标本观察

① 标本为皮下脂肪瘤，淡黄色分叶状，有完整的包膜，分界清楚，切面淡黄。

② 淡黄色分叶状肿瘤两个，表面光滑，包膜完整。

3. 皮肤海绵状血管瘤大体标本观察　皮肤及皮下组织，切面见皮下有许多大小不等的囊腔，内有血块，无包膜，呈蜂窝状。

4. 肝脏海绵状血管瘤大体标本观察　肝脏标本一片，切面呈疏松海绵状，浸润性生长，无包膜。

5. 子宫平滑肌瘤

(1) 大体标本观察　标本为半个子宫，子宫肌壁内可见一结节状肿物，切面见结节呈编织状，灰白色，与周围组织分界清楚，子宫壁肌层被挤压变薄。

(2) 组织切片观察　瘤组织纵横交错，呈编织状排列，细胞长梭形，胞浆丰富，伊红染深，形态一致，核也为梭形，两头钝圆，大小及形态较一致，核分裂象极少，周围平滑肌组织受压变扁。注意观察可发现肿瘤细胞与周围平滑肌细胞形态基本相似（见彩图 21）。

6. 腹壁平滑肌肉瘤大体标本观察　椭圆形肿瘤半个，附少量皮肤，表面有假包膜，切面肿瘤呈白色略带粉红，质细腻均匀，如鱼肉状。

7. 骨肉瘤

(1) 大体标本观察

① 胫骨上端骨肉瘤。胫骨上端为肿瘤组织，呈灰白色，骨干已被破坏并向外扩散，骨髓腔内也被肿瘤组织取代，瘤组织内可见黄色肿瘤性骨质。

② 股骨下端骨肉瘤。肿瘤组织位于股骨下端，约 15cm×12cm×6cm，骨干严重破坏并造成骨折，部分骨干已看不清，残留的骨髓腔内已被肿瘤取代，瘤组织呈灰白色部分已坏死，其内可见肿瘤性骨质。

(2) 组织切片观察　肿瘤细胞弥漫分布，无巢状结构，细胞大小形态不一，呈梭形、圆形，核大，深染，核仁明显，有瘤巨细胞，易见病理性核分裂，细胞间可见红染条索状骨样组织。

8. 纤维肉瘤

(1) 大体标本观察　肿瘤呈结节状，切面瘤组织灰白均匀一致，鱼肉状，纤维条索不明显，中央有出血坏死。

(2) 组织切片观察　纤维肉瘤细胞排列紊乱、纵横交错、大小不等，核大，深染，可见病理性核分裂象（见彩图 22）。

(三) 其他肿瘤

1. 卵巢囊性成熟型畸胎瘤（皮样囊肿）大体标本观察　标本均为切除之卵巢肿瘤，囊状，充满皮脂、毛发，标本内可见 2 颗牙齿。

2. 手指恶性黑色素瘤大体标本观察　手指一段于第一指节甲下见黑色肿瘤，镜下为恶性黑色素瘤。

【病案讨论】

例　患者，女性，48 岁。

主诉　上腹隐痛消瘦 7 个月。

过去史　10 年前患过胃溃疡。

查体　贫血貌，于左锁骨上可触及蚕豆大淋巴结一个，腹微隆，有移动性液体，心律齐，肝脾不大，肾（—）。

实验室检查　红细胞 $3\times10^{12}/L$，白细胞 $8.6\times10^{9}/L$，中性粒细胞 60%，淋巴细胞 37%，尿（—），消化道钡透见胃部有一 5cm×8cm 大小的不规则的充盈缺损区，肺部 X 射线见数个黄豆大小的阴影，腹腔穿刺涂片可见异型细胞。

入院后，经支持治疗仍不见好转，消瘦，不能进食。一天突然面色苍白，呕血，四肢厥冷，脉搏不能扪及，血压测不到，经抢救无效死亡。

尸检　死者严重消瘦，呈恶病质外貌，皮肤、口唇、结膜苍白，腹微隆起，锁骨上扪及数个黄豆至蚕豆大小的淋巴结，腹腔内大网膜、肠系膜及肠管表面可见弥漫散在的无数个绿豆到黄豆大小的灰白色结节，腹腔内约有 500ml 血性液体，双侧卵巢肿大，表面可见灰白色胶样结节，肝脏表面也可见数个灰白色结节，胃表面粗糙不平，呈石头样外观，沿胃大弯剪开，胃内可见一拳头大小的血凝块，去除血凝块后可见胃小弯及胃窦部有一 10cm×6cm 大小的突出于胃腔的菜花样的肿物，中心有溃疡，4cm×5cm 大小，周边明显高起呈火山口状，胃壁全层浸润，双肺可见十多个黄豆大小的灰白色结节，心肾未见明显病变。

镜下　胃壁各层为异型细胞所占据，该异型细胞呈不规则的腺样排列，可见大量黏液及印戒细胞，瘤细胞具有明显的异型性，核大染色深。淋巴结内与大网膜、肠系膜、肠管表面的结节以及肝内、肺内的结节也可见上述异型肿瘤细胞，并有黏液形成，双侧卵巢内可见大量黏液样的物质及印戒细胞，心、脑、肾未见明显病变。

讨论

① 结合病史、实验室检查结果和尸检结果作出诊断。

② 如何用病理改变去解释临床上的各种症状和体征？

③ 病人的死亡原因是什么？

【复习思考题】

1. 什么是肿瘤的异型性？有何表现？
2. 良、恶性肿瘤的异型性、分化程度如何？
3. 良性肿瘤的主要生长方式是什么？恶性肿瘤的主要生长方式是什么？
4. 癌的主要转移途径是什么？肉瘤的主要转移途径是什么？
5. 试述良性肿瘤与恶性肿瘤的区别。
6. 简述正确区别良性肿瘤与恶性肿瘤的临床意义。
7. 试述癌与肉瘤的区别。

（钱　琛，王元勋）

第五节　病原微生物实验

实验 16　细菌的主要染色方法

【目的】 学习微生物涂片、染色的基本技术，掌握细菌的单染色方法及无菌操作技术；了解革兰染色的原理，学习并掌握革兰染色的方法。

【原理】

1. 单染色法　单染色法是利用单一染料对细菌进行染色的一种方法。此法操作简便，适用于菌体一般形态的观察。在中性、碱性或弱酸性溶液中，细菌细胞通常带负电荷，所以常用碱性染料进行染色。碱性染料并不是碱，和其他染料一样是一种盐，电离时染料离子带正电，易与带负电荷的细菌结合而使细菌着色。例如，美蓝（亚甲蓝）实际上是氯化亚甲蓝盐（MBC），它可被电离成正离子、负离子。

带正电荷的染料离子可使细菌细胞染成蓝色。常用的碱性染料除美蓝外，还有结晶紫、碱性复红、番红（又称沙黄）等。细菌体积小，较透明，如未经染色常不易识别，而经着色后，与背景形成鲜明的对比，易于在显微镜下进行观察。

2. 革兰染色　革兰染色反应是细菌分类和鉴定的重要性状。它是1884年由丹麦医师Gram创立的。革兰染色法不仅能观察到细菌的形态，而且还可将所有细菌区分为两大类：染色反应呈蓝紫色的称为革兰阳性细菌，用G^+表示；染色反应呈红色（复染颜色）的称为革兰阴性细菌，用G^-表示。细菌对于革兰染色的不同反应是由于它们细胞壁的成分和结构不同而造成的。革兰阳性细菌的细胞壁主要是由肽聚糖形成的网状结构组成，在染色过程中，当用乙醇处理时，由于脱水而引起网状结构中的孔径变小，通透性降低，使结晶紫-碘复合物被保留在细胞内而不易脱色，因此呈现蓝紫色；革兰阴性细菌的细胞壁中肽聚糖含量低，而脂类物质含量高，当用乙醇处理时，脂类物质溶解，细胞壁的通透性增加，使结晶紫-碘复合物易被乙醇抽出而脱色，然后又被染上了复染液（番红）的颜色，因此呈现红色。

革兰染色需用4种不同的溶液：碱性染料初染液、媒染剂、脱色剂和复染液。碱性染料初染液的作用像在细菌的单染色法基本原理中所述的那样，而用于革兰染色的初染液一般是结晶紫。媒染剂的作用是增加染料和细胞之间的亲和性或附着力，即以某种方式帮助染料固定在细胞上，使之不易脱落，碘是常用的媒染剂。脱色剂是将被染色的细胞进行脱色，不同类型的细胞脱色反应不同，有的能被脱色，有的则不能，脱色剂常用95%的酒精。复染液也是一种碱性染料，其颜色不同于初染液，复染的目的是使被脱色的细胞染上不同于初染液的颜色，而未被脱色的细胞仍然保持初染的颜色，从而将细胞区分成G^+和G^-两大类群，常用的复染液是番红。

【材料】

材料：金黄色葡萄球菌、枯草芽孢杆菌、大肠杆菌。

试剂：吕氏碱性美蓝染色液、石炭酸复红染色液、革兰染色液、生理盐水。

主要器材：显微镜、酒精灯、载玻片、接种环、双层瓶、擦镜纸。

【方法】

1. 单染色法

(1) 涂片　取2块干净的载玻片，各滴1滴生理盐水于载玻片中央，用无菌操作分别挑取金黄色葡萄球菌和枯草芽孢杆菌于两载玻片的水滴中（每1种菌制1片），调匀并涂成薄膜。注意滴生理盐水时不宜过多，涂片必须均匀。

(2) 干燥　于室温中自然干燥。

(3) 固定　涂片面向上，于火焰上通过2～3次，使细胞质凝固，以固定细菌的形态，并使其不易脱落。但不能在火焰上烤，否则细菌形态将毁坏。

(4) 染色　放标本于水平位置，滴加染色液于涂片薄膜上，染色时间长短随不同染色液而定。吕氏碱性美蓝染色液约染2～3min，石炭酸复红染色液约染1～2min。

(5) 水洗　染色时间到后，用自来水冲洗，直至冲下水无色时为止。

(6) 镜检。

2. 革兰染色法　将培养14～16h的枯草芽孢杆菌和培养24h的大肠杆菌分别做涂片(注意涂片不可过于浓厚)，干燥、固定。固定时通过火焰1～2次即可，不可过热，以载玻片不烫手为宜。

(1) 初染　加草酸铵结晶紫一滴，约1min，水洗。

(2) 媒染　滴加碘液冲去残水，并覆盖约1min，水洗。

(3) 脱色　将载玻片上面的水甩净，并衬以白背景，用95%酒精滴洗至流出酒精刚刚不出现紫色时为止，约 20～30s，立即用水冲净酒精。

(4) 复染　用番红液染 1～2min，水洗。

(5) 镜检　干燥后，置油镜下观察。革兰阴性菌呈红色，革兰阳性菌呈紫色。以分散开的细菌的革兰染色反应为准，过于密集的细菌常常呈假阳性。

(6) 同法在一载玻片上以大肠杆菌与枯草芽孢杆菌混合制片，做革兰染色对比。

【结果】 绘出所观察到的经单染色的两种细菌形态图；观察大肠杆菌和枯草芽孢杆菌的染色情况。

【注意事项】

① 固定细菌的形态时不能在火焰上烤，否则细菌形态将毁坏。

② 水洗时注意水流不宜过急、过大，水应由玻片上端流下，避免直接冲在涂片处。冲洗后，将标本晾干或用吹风机吹干，待完全干燥后才可置油镜下观察。

③ 革兰染色的关键在于严格掌握酒精脱色程度，如脱色过度，则阳性菌可被误染为阴性菌；而脱色不够时，阴性菌可被误染为阳性菌。此外，菌龄也影响染色结果，如阳性菌培养时间过长，或已死亡及部分菌自行溶解了，都常呈阴性反应。

【思考题】

1. 根据实验体会，你认为制备染色标本时，应注意哪些事项？

2. 当你对一株未知菌进行革兰染色时，怎样能确证你的染色技术操作正确，结果可靠？

（许　钒）

第六节　实验动物有关技术及统计分析

一、实验动物简介

在药理实验中，常根据实验目的和要求选用不同的动物。常用的实验动物有蛙、小鼠、大鼠、豚鼠、猫和犬等。在选择实验动物时，应注意实验动物对动物的种属和系别方面的要求，因为动物的种属和系别的差异往往会造成对药物反应性的不同，应使所选的动物能较好地反映试验药物的选择性作用，并符合节约的原则，科学研究时对动物选择往往有着更高的要求。

(一) 实验动物选择的原则

1. 年龄、体质量相当　幼龄动物对药物比较敏感，一般药理实验均应采用成年动物。慢性和观察生长发育的实验要选择幼龄动物；老龄动物代谢缓慢，生理功能低下，仅用于老龄医学研究。动物年龄大小与其体质量大体一致，常用动物成年时的体质量为：小鼠 18～22g，大鼠 180～220g，豚鼠 350～650g，家兔 2～3kg，猫 1.5～2.5kg，犬 9～15kg。同一实验的动物应当年龄一致，体质量相近，相差小于 10%。年龄、体质量相差悬殊将增加动物反应的个体差异，降低实验结果的可靠性。

2. 雌雄动物各半　不同性别动物对药物的敏感性有一定的差异，雌鼠对药物的敏感性稍大于雄鼠。如无特殊要求，一般药理实验宜选用雌雄动物各半。

3. 健康状况良好　体弱有病的动物对各种刺激耐受性小，实验结果不稳定。饥饿、寒冷与炎热等环境条件也会影响动物的生理变化，怀孕期与哺乳期的动物对外界刺激的反应常常有变化，在一般实验研究中应鉴别剔除。

4. 注意生物节律　动物机体的反应性有季节性变化。体温、血糖、基础代谢率和激素分泌等也有昼夜节律性变化。

5. 采用两种以上动物　不同种的动物有不同的生理、生化和代谢特点。证实一项实验结果，必须观察两种以上动物，一种为啮齿动物（鼠类），另一种为非啮齿动物（犬、猴等）。

6. 标准化动物　标准化动物是在遗传方向、饲养环境和体内微生物等方面都得到控制，并符合一定标准的实验动物。如昆明种小白鼠、Wistar 大白鼠和新西兰大白兔等。科研实验不应使用随意交配繁殖的杂种动物。

7. 与人体生理功能相近似的动物　灵长类动物（猴与猩猩等）进化程度高，与人相似，是病毒学、胚胎学、毒理学及行为科学研究的良好实验动物。犬的循环系统和神经系统发达，消化系统与人相似，毒理反应近似于人，常用于观察药物对冠脉血流量、心肌电生理和血压的影响；犬还用于条件反射、高血压治疗、胃肠蠕动和分泌、慢性毒性及实验外科的研究。猪皮肤的组织结构、上皮再生与人相似，选用幼猪作为烧伤研究动物是较理想的。

8. 有一定解剖特点的动物　大白鼠无胆囊，适用于胆管插管收集胆汁。家兔颈减压神经单独走行，手术容易分离，适用于观察减压神经对心脏的作用。蛙的大脑不发达，但简单的脊髓反射完善，坐骨神经肌标本适用于观察药物对周围神经和神经肌肉接头部位的作用。

9. 有一定生理特征的动物　猫与家兔比较，血压较稳定，对手术的耐受性强，常用于血压实验。蛙与蟾蜍的离体心脏能较持久地有节律搏动，常用于观察药物对心脏的作用；蛙与蟾蜍相比，不分泌蟾酥（蟾酥有强心作用），更有利于观察强心苷对心脏的作用。大鼠与小鼠成熟早（8～10 周），繁殖周期短（孕期 18～22 天），产仔多，适用于避孕药、雌激素、胚胎学、畸胎学、LD_{50} 和 ED_{50} 的研究。

10. 有特殊敏感性的动物　鸽子、猫和犬的呕吐反应敏感，适于做致吐试验。家兔体温恒定，调节灵敏，适于发热、解热药和检查热原的实验研究。豚鼠对组胺和结核菌敏感，常用于平喘药、抗组胺药和抗结核药的研究。小鼠和猫对吗啡呈现兴奋作用，可用于吗啡等麻醉药成瘾性的研究。

（二）常用实验动物特点

1. 蛙和蟾蜍　其心脏在离体情况下能较持久而有节律地搏动，故常用来研究药物对心脏的作用。其坐骨神经腓肠肌标本可用来观察药物对周围神经横纹肌或神经接头的作用。

2. 小鼠　小鼠是药理实验最常用的一种动物，适用于需要大量动物的实验，如 LD_{50} 和 ED_{50} 的测定，抗炎免疫药、抗肿瘤药、避孕药、中枢神经系统药物等的研究和药物初筛。

3. 大鼠　用途与小鼠相似。因其体形较大，有些在小鼠身上不便进行的实验可选用大鼠。如药物的抗炎实验常选用大鼠的踝关节做炎症模型。可用大鼠进行血压测定、胆管插管和长期毒性实验，还可用其离体子宫做子宫收缩药的检定。此外，尚可用来复制糖尿病模型，用于糖尿病药物的研究以及流感病毒传代及细菌学实验等。

4. 豚鼠　豚鼠易被抗原性物质所致敏，对组胺特别敏感，常用于平喘药和抗组胺药的实验研究。对结核杆菌比较敏感，故也用于抗结核药的实验研究。此外还用于离体心脏、平滑肌实验。

5. 家兔　家兔较驯服，易饲养。常用于观察药物对呼吸、心脏、血管（离体兔耳血管灌流）、肠肌运动的影响，体温实验及热原检查。用于避孕药实验（雌兔）或观察药物对皮肤的局部作用（刺激性）。

6. 猫　猫对于脑实验和其他外科手术耐受力强，反射功能强，血压较稳定。常用于观察药物对心血管的影响。可用于中枢神经系统实验，如去大脑僵直、姿势反射实验；猫也常用于镇吐药的实验。

7. 犬　实验需用大动物时，常用犬。犬是记录血压、呼吸最常用的动物。常用于观察血流动力学药物对冠状动脉血流量和心肌电生理的影响，以及对降压药、抗休克药的研究等。犬还可通过训练，用于慢性实验研究，如条件反射、高血压的实验治疗以及造胃瘘、肠瘘来观察药物对胃肠蠕动和分泌的影响。此外，犬也用于长期毒性实验。

二、实验动物的捉持、固定和标记方法

(一) 实验动物的标记

实验用较大动物如兔、猫、犬等可用特制的号码牌固定于耳上。白色家兔和小鼠、大鼠可用黄色苦味酸（3%～5%）涂于毛上标记。其编号方法无统一规定，以下方法可供参考。

如给小鼠标记1～10号，可将小鼠背部分为前肢、腰部、后肢，按左、中、右分为9个区，从右到左标记1～9号，第10号不标记。如图1-5所示。

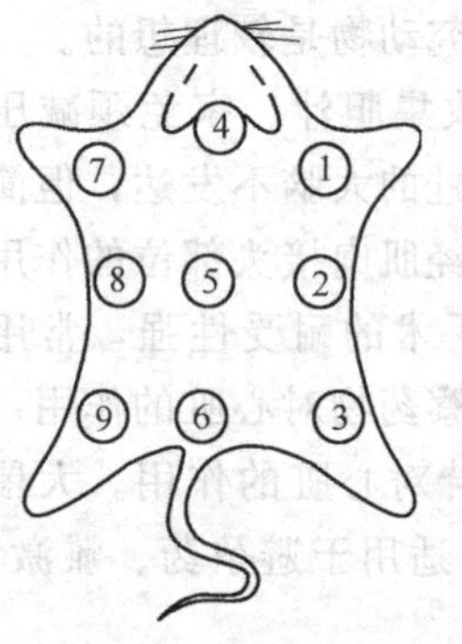

图1-5　小鼠皮毛标记编号法

(二) 常用实验动物的捉持固定方法

1. 小鼠　用右手提起鼠尾，放在粗糙物（鼠笼盖）上面，向后轻拉其尾，左手拇指、食指捏住其颈背部皮肤，将小鼠固定在掌中，使其腹部朝上，然后以无名指和小指夹住鼠尾。

2. 大鼠　捉持和固定方法基本同小鼠。将其放于鼠笼盖上，右手轻拉鼠尾，左手中指和拇指放到大鼠双前肢腋下，食指放入颈部，使其伸开前肢，迅速将其握住。

3. 豚鼠　一手拇指和中指从豚鼠背部伸到腋下，另一只手托住其臀部即可。体质量小者可用一只手捉拿。

4. 家兔　一手抓住颈背部皮肤，轻轻将兔提起，另一手托住其臀部，或将其置于固定箱内。

5. 猫　捉持方法同家兔，但应注意其利爪和牙齿会损伤人。为保安全多用套网捉拿，用固定袋固定。

6. 犬　对驯服犬，可用特制嘴套将犬嘴套住，并将嘴套上的绳带拉至耳后颈部打结固定。对凶暴的犬，用长柄钳式捕犬夹钳住其颈部，再用嘴套将犬嘴套住。如无嘴套，可用绳带绑嘴，方法是在犬嘴的上下部打结并绕到颈后再打结固定。

急性实验时，通常将犬麻醉后仰位固定于手术台上。四肢栓上绳带，拉紧固定在手术台边缘的锲子上。取下嘴套或绳带，将一金属棒经两嘴角穿过口腔压于舌上，并将舌拉出口腔，再用绳带绕过金属棒绑嘴并固定于手术台的柱子上。

三、常用实验动物的给药方法

(一) 小鼠

1. 灌胃　将小鼠固定后，使颈部拉直，右手持有灌胃针头的注射器，自口角插入口腔，

沿上腭插入食管。若遇阻力，可将针头抽出再另插，以免刺破食管或误入气管。灌注量为0.1～0.3ml/10g体质量，最多0.4ml/10g体质量。如图1-6所示。

2. 皮下注射　注射部位常选背部皮下。轻轻捏起背部皮肤，将注射针头刺入皮下，稍稍摆动针头，若容易摆动则表明针尖部位于皮下。此时注入药液。拔针时应轻捏针刺处片刻，以防药液漏出。注射量为0.1～0.3ml/10g体质量。

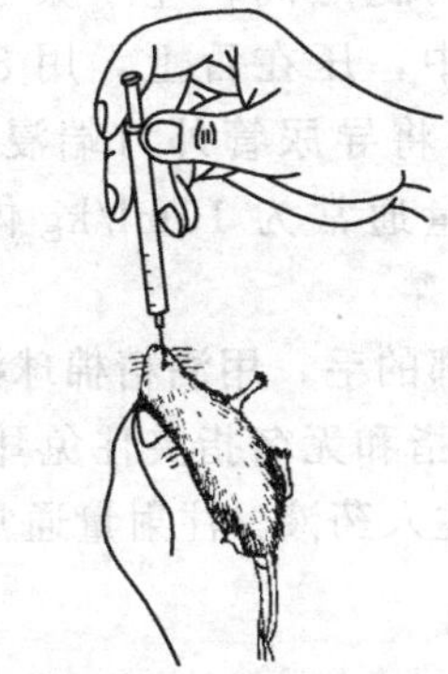

图1-6　小鼠灌胃

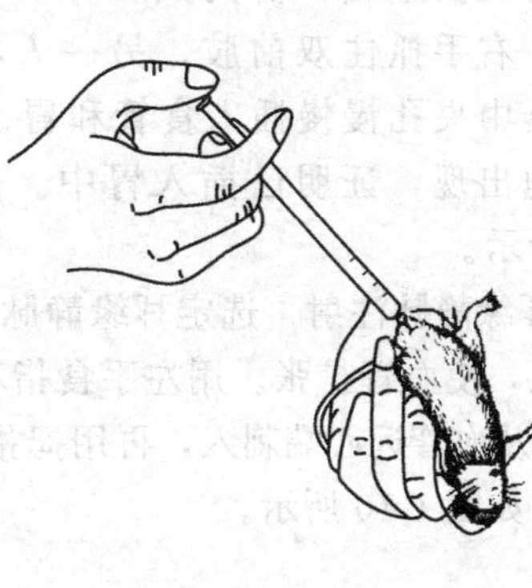

图1-7　小鼠腹腔注射

3. 肌内注射　多注射于后肢股部肌肉，每侧不超过0.1ml。

4. 腹腔注射　左手固定小鼠，右手持注射器，从下腹部外侧进针3～5mm，呈45°角刺入腹腔。注射量为0.1～0.2ml/10g体质量，最大不超过0.5ml/只，如图1-7所示。

5. 尾静脉注射　将小鼠置于固定筒内，使尾部露在外面，用70%～75%乙醇棉球擦尾部，或将鼠尾浸入45～50℃温水中，待尾部左右侧静脉扩张后，左手拉尾，右手进针。注射量不超过0.5ml/只，如图1-8所示。

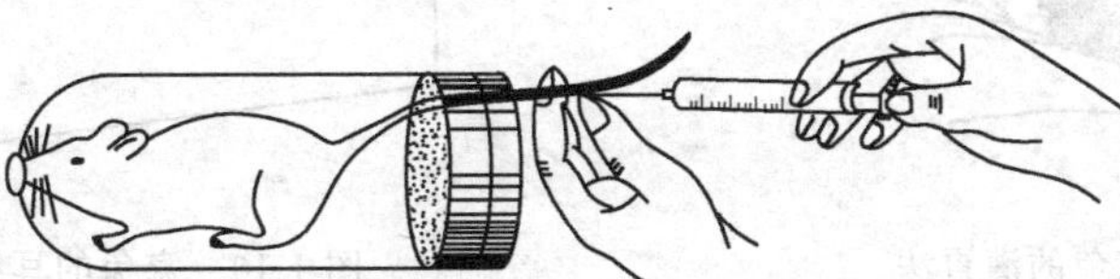

图1-8　小鼠尾静脉注射

（二）大鼠

灌胃、皮下注射、腹腔注射、肌内注射、尾静脉注射方法均同小鼠。一般情况下，灌胃剂量为1～2ml/100g体质量，皮下注射、尾静脉注射剂量<1ml/只，腹腔注射剂量为1.5ml/只，肌内注射剂量为0.1～0.2ml/只。此外，大鼠尚有舌下静脉给药的方法。

（三）豚鼠

1. 皮下、肌内及腹腔注射　方法基本同小鼠，给药量分别为0.5～1.0ml/只、0.3～0.5ml/只、2～4ml/只。

2. 静脉注射　选用后脚掌外侧的静脉或外颈静脉进行注射。采用前法，可由一人捏持豚鼠并固定一条后腿，另一人剪去注射部位的毛，涂擦酒精棉球使血管扩张，用连接在注射器上的小儿头皮针头刺入血管推注药物。做外颈静脉注射时，需在颈部皮肤切一小口，暴露血管，再用针头刺入血管。注射量通常为2～4ml/只。

（四）家兔

1. 灌胃　如用兔固定箱，可一人操作。右手将开口器固定于兔口中，左手插入导尿管。若无固定箱，需两人合作。一人坐好，将兔夹于两腿之间，左手紧握双耳，固定头部，右手抓住双前肢。另一人将开口器横放于兔口中，压在舌上，用8号导尿管由开口器中央孔慢慢插入食管和胃。为避免误入气管，可将导尿管外口端浸入清水中，如无气泡出现，证明已插入胃中。然后注入药液，给药量通常为10ml/kg体质量，如图1-9所示。

2. 耳缘静脉注射　选定耳缘静脉（耳背内侧），拔除局部的毛，用酒精棉球涂擦或以食指轻弹之，使血管扩张。用左手食指和中指夹住耳根部，拇指和无名指夹住兔耳尖部拉直，然后尽量从血管远心端刺人，再用拇指和食指固定针头处，注入药液，注射量通常为2ml/kg体质量。如图1-10所示。

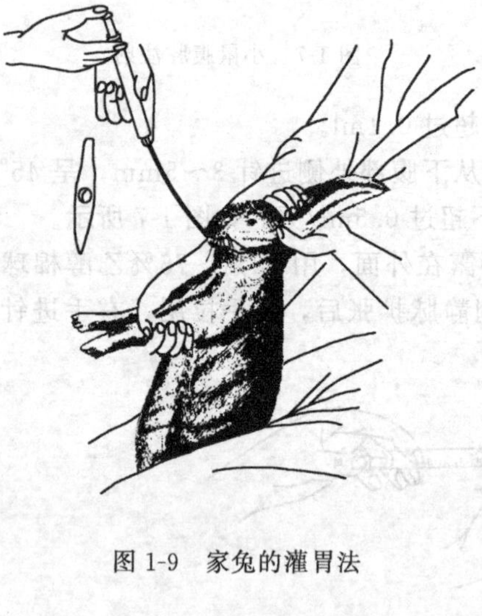

图1-9　家兔的灌胃法

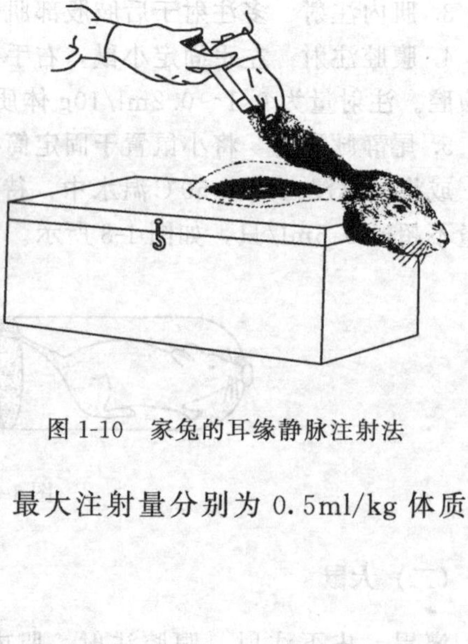

图1-10　家兔的耳缘静脉注射法

3. 皮下、肌内和腹腔注射　方法基本同小鼠，最大注射量分别为0.5ml/kg体质量、1.0ml/kg体质量和5.0ml/kg体质量。

四、实验动物给药量的计算

（一）药量单位

药量的基本单位是克（g），有时亦用毫克（mg）、微克（μg）、纳克（ng）及皮克（pg）。

（二）给药容量

注射用药前应首先考虑该种动物在特定注射途径所能允许的最大容量（ml），只有确定容量之后才能决定溶液配成多大浓度合适。通常，动物血容量约占体质量的1/13左右，静脉注射药液容量过大，可能影响到循环系统的正常功能，故静脉注射容量最好在体质量的

1/100 以下，静脉外（皮下、肌内及腹腔）注射容量最好在体质量的 1/40 以下。如 1 只体质量 20g 的小鼠，尾静脉注射不宜超过 0.2ml，肌内、皮下、腹腔等部位注射不宜超过 0.5ml。

（三）药物浓度

药物浓度是指定量液体或固体制剂中所含药物的分量，常用的液体制剂有以下几种表示方法。

1. 百分浓度　以每 100 份溶液中所含药物的份数来表示，简写成%。

（1）质量/容量法　表示每 100ml 溶液中含有药物的量（g），如 5%葡萄糖，是指 100ml 溶液中含有 5g 葡萄糖。

（2）容量/容量法　适用于液体药物的配制，表示 100ml 溶液中含有药物的体积（ml），如 75%乙醇即 100ml 溶液中含无水乙醇 75ml。

2. 比例浓度　用来表示稀溶液的浓度，如 1∶10000 肾上腺素溶液即指 0.01%肾上腺素溶液（1ml 溶液中含 0.1mg 肾上腺素）。

3. 物质的量浓度（mol/L）　是指 1L 溶液中所含溶质的物质的量，称为该溶液的物质的量浓度，如 0.1mol/L NaCl 溶液表示 1L 溶液中含 NaCl 0.1mol，即 5.844g NaCl（NaCl 相对分子质量为 58.44）。

（四）剂量换算

动物实验所用药物剂量，一般以 mg/kg（有时也以 g/kg）计算，给药时需从已知药物浓度换算成相当于每千克体质量（为方便起见，大鼠、豚鼠也可按每 100g 体质量，小鼠、蟾蜍可按每 10g 体质量）应该注射的药液量（ml）。有时则需根据药物剂量和给药容量计算出合适的药物浓度，有时还需进行浓度间（如百分浓度和物质的量浓度间）换算，以便进行分析和计算。

1. 由药物剂量（mg/kg）及药液百分浓度换算成每千克体质量注射药量（ml），进而计算出每只动物应注射多少毫升药液。

例：小鼠体质量 22g，腹腔注射吗啡 10mg/kg，药物浓度 0.1%，应注射多少毫升？

计算方法：0.1%的盐酸吗啡溶液每毫升含药物 1mg，10mg/kg 相当于 10ml/kg，小鼠体质量 22g 换算成 0.022kg，10ml/kg×0.022kg=0.22ml。为计算方便，上述 10mg/kg 首先换算成 0.1ml/10g，小鼠体质量改写成 0.022kg，0.1ml/10g×0.022kg=0.22ml。

2. 由药物剂量（mg/kg）和设定的药液容量（ml/kg），计算应配制药物浓度。

例：家兔静脉注射吗啡 10mg/kg，注射容量 1ml/kg，应该配制的药液浓度是多少？

计算方法：10mg/kg 相当于 1ml/kg，1ml 药液应该含 10mg 吗啡，1∶10=100∶x，x=1000mg=1g，故应配成的药液浓度为 100ml 含盐酸吗啡 1g，即 1%盐酸吗啡。

3. 百分浓度与物质的量浓度的换算。

例：0.5%盐酸组胺相当于多少物质的量浓度（mol/L）？

计算方法：依公式 $M=10X/W$

式中，M 为物质的量浓度（mol/L）；X 为百分浓度中百分号左侧的数字［即 100ml 药液中药物的量（g）］；W 为药物的相对分子质量。

已知 X 为 0.5、W=184.1，代入公式得

$$M=10\times0.5/184.1=2.7\times10^{-2}$$

所以 0.5%盐酸组胺溶液的物质的量浓度相当于 2.7×10^{-2} mol/L。

(五) 人与动物及各类动物间药物剂量的换算方法

人与动物对同一药物的耐受性是相差很大的。一般说来，动物的耐受性要比人大，也就是单位体质量的用药动物比人要大。人的各种药物的用量在很多书上可以查得，但动物用药量可查的书较少，而且动物用的药物种类远不如人用的药物种类那么多。因此，必须将人的用药量换算成动物的用药量，一般有以下方法进行换算。

1. 按体质量换算　已知 A 种动物每千克体质量用药剂量，欲估计 B 种动物每千克体质量用药剂量时，可查表 1-7，找出折算系数（W），再按下式计算：

$$B\text{种动物的用药剂量}=W\times A\text{种动物的剂量（mg/kg）}$$

表 1-7　动物与人体的每千克体质量等效剂量折算系数

折算系数		A种动物或成人						
		小鼠 (0.02kg)	大鼠 (0.2kg)	豚鼠 (0.4kg)	兔 (1.5kg)	猫 (2.0kg)	犬 (12kg)	成人 (60kg)
B种动物或成人	小鼠(0.02kg)	1.0	1.4	1.6	2.7	3.2	4.8	9.01
	大鼠(0.2kg)	0.7	1.0	1.14	1.88	2.3	3.6	6.25
	豚鼠(0.4kg)	0.61	0.87	1.0	1.65	2.05	3.0	5.55
	兔(1.5kg)	0.37	0.52	0.6	1.0	1.23	1.76	3.30
	猫(2kg)	0.30	0.42	0.48	0.81	1.0	1.4	2.70
	犬(12kg)	0.21	0.28	0.34	0.56	0.68	1.0	1.88
	成人(60kg)	0.11	0.16	0.18	0.304	0.371	0.531	1.0

例：已知某药对小鼠的最大耐受量为 20mg/kg（即 20g 小鼠用 0.4mg），需折算为家兔量。查 A 种动物为小鼠，B 种动物为兔，交叉点为折算系数 $W=0.37$，故家兔用药量为 0.37×20mg/kg＝7.4mg/kg，1.5kg 家兔用药量为 11.1mg。

2. 按体表面积折算剂量　根据不同种属动物体内的血药浓度、作用与动物体表面积成平行关系，按体表面积折算剂量较按体质量更为精确（表 1-8）。

表 1-8　常用动物与人体表面积比值

动物	小鼠 (20g)	大鼠 (200g)	豚鼠 (400g)	兔 (1.5kg)	猫 (2kg)	犬 (12kg)	成人 (50kg)
小鼠(20g)	1.0	7.0	12.25	27.8	29.7	124.2	332.4
大鼠(200g)	0.14	1.0	1.74	3.9	4.2	17.3	48.0
豚鼠(400g)	0.08	0.57	1.0	2.25	2.4	10.2	27.0
兔(1.5kg)	0.04	0.25	0.44	1.0	1.08	4.5	12.2
猫(2kg)	0.03	0.23	0.41	0.92	1.0	4.1	11.1
犬(12kg)	0.008	0.06	0.10	0.22	0.24	1.0	2.7
成人(50kg)	0.003	0.021	0.036	0.08	0.09	0.37	1.0

例：由动物用量推荐人的用量。已知一定浓度的某药注射剂给家兔静脉注射的最大耐受量为 4mg/kg，推荐人的最大耐受量为多少？

查表 1-8，查表顺序为先竖后横，兔与人体表面积比值为 12.2，1.5kg 家兔最大耐受量为 4×1.5＝6mg，那么人的最大耐受量为 6×12.2＝73.2mg。取值 1/10～1/3 作为初试剂量。

五、实验动物的麻醉方法

（一）麻醉方式

1. 吸入麻醉法　常用药物为乙醚。在玻璃容器底部铺以饱浸乙醚（5～10ml）的脱脂棉。将实验动物放在该容器内的网状隔板上，盖上盖（密闭），经20s或30s动物即进入麻醉状态。如需要较长时间麻醉，可把浸有乙醚的棉球放在动物的鼻口处，进行追加麻醉。此法适用于麻醉小鼠、大鼠和家兔。

2. 注射麻醉法　常用麻醉药有戊巴比妥钠、巴比妥钠、苯巴比妥钠、硫喷妥钠等。小鼠、大鼠和豚鼠常采用腹腔注射进行全身麻醉。犬、猫、兔等动物既可采用腹腔注射麻醉，也可采用静脉注射麻醉，具体剂量见表1-9。

表1-9　注射麻醉药物的用法与用量

药物	动物	给药途径	药液浓度/%	剂量/(mg/kg)	维持时间/h
戊巴比妥钠	犬、猫、兔	iv,ip	3	30	1～4
	鼠	ip	3	45	1～2
硫喷妥钠	犬、猫	iv,ip	2.5～5	20～50	1/4～1/2
	兔、鼠	ip	2.5～5	50～80	1/4～1/2
乌拉坦	犬、兔	iv,ip	10	1000	2～4
	鼠	ip	10	1300	2～4
氯醛糖	犬、猫	iv,ip	2	50～80	5～6
	兔、鼠	iv,ip	2	50～80	5～6

注：iv为静脉注射；ip为腹腔注射。

（二）注意事项

① 配制注射用麻醉剂，一般应用蒸馏水，有些可用生理盐水。配制巴比妥类溶液，使用煮开冷却的蒸馏水可保持较长时间，贮药瓶应密闭紧塞，以防空气进入产生沉淀；硫喷妥钠溶液不稳定，应在临用前配制；乌拉坦溶液稍加温则药效更好。

② 动物麻醉一般以眼睑、角膜、瞳孔和趾反射作为观察麻醉深度的指标。

③ 静脉注射速度要均匀，不宜太快，否则可因抑制呼吸而使动物死亡。

④ 麻醉药剂量与动物品种及健康状况有关，药量要准确，浓度要适中，冬季麻醉药液应加温到接近动物体温水平。

⑤ 麻醉深度不够时，必须经一定时间才能补足麻醉剂。补加剂量一次不宜超过原注射量的20%～25%。

六、实验动物的采血方法

在动物实验中，常需要采实验动物的血液，以做常规检验或生化及化学分析，因此必须掌握正确的采血技术，一次采血过多或连续多次采血都可影响动物健康，造成贫血或死亡，须予注意。

（一）小鼠、大鼠的采血法

1. 剪尾采血　需血量很少时常用本法。动物麻醉后，将鼠尖剪去约5mm，从尾根部向尾尖部按摩，血自尾尖流出，若事先将鼠尾浸在45℃水中数分钟，使尾部血管充盈，可采到较多的血。取血后用棉球压迫止血。此法可反复多次取血，小鼠每次可取0.1ml，大鼠可取0.3～0.5ml。如不麻醉，应将动物装入固定筒内，按上法操作取血，但在清醒状态下，常采不到所需血量。

2. 眼眶后静脉丛采血　取长7～10cm的玻璃毛细管（内径约1mm），另端渐扩大呈喇叭形，将其尖端折断，使其断端锋利。预先将玻璃管浸入1%肝素溶液，取出干燥。采血时，左手（拇指及食指）抓住鼠两耳之间的皮肤，使鼠头部固定，并轻轻压迫颈部两侧，阻碍头部静脉血液回流，使眼球充分外突。右手持毛细管或配有磨钝的7号针头的1ml注射器，沿内眦眼眶后壁向喉头方向刺入，刺入深度：小鼠2～3mm、大鼠4～5mm。稍旋转毛细管，血液即流入其中。取血完毕拔出毛细管，左手放松出血即停止。

3. 眶动脉和眶静脉采血（也称摘眼球采血）　左手固定动物，压迫眼球使其尽量突出，右手用镊子或止血钳迅速摘除眼球，眼眶内很快流出血液。此法采血量较多，一般只适用于一次性采血。

4. 股静脉或股动脉采血　麻醉动物背位固定，切开左腹股沟或右腹股沟的皮肤，做股静脉或股动脉分离手术。注射针头（7号或8号）刺入血管抽血。若需要连续多次取血，则针刺采血部位尽量靠近远心端。

5. 断头取血　剪掉鼠头，立即将鼠颈朝下提起，将血滴入备好的容器中。

（二）家兔的采血法

1. 耳缘静脉采血　将家兔固定，剪去拟采血耳壳上的毛，用电灯照射或用二甲苯棉球涂擦耳壳，使血管扩张，再用乙醇将二甲苯拭净。然后以粗针头刺入静脉取血，或直接刺破血管取血。采血完毕，用干棉球压迫止血，如血不易止住，可用木夹夹耳壳10～20min。

2. 心脏采血　将家兔背位固定，在左胸第二至第四肋间剪一处毛，以碘酒和乙醇消毒，然后用7号针头（带有10ml注射器）在心跳最明显处做穿刺，针头刺入心脏后即有血液涌入注射器，或者边穿刺边抽，直至血液流入注射器。所得所需血量后，立即将针头拔出。

3. 股动脉采血　将家兔背位固定，一手拉直动物后肢，另一手持注射器，在血管搏动明显处将带有注射器的针头刺入股动脉，若操作正确，鲜红色血液即流入注射器。抽血完毕，迅速拔出针头，用干棉球压迫止血2～3min。

4. 耳中央动脉取血　将兔置于兔固定筒内，用二甲苯涂兔耳中央较粗、颜色较鲜红的中央动脉，使其扩张。一手固定兔耳，另一手持注射器，于中央动脉的末端向心方向刺入，血液即进入针管。取血完毕后压迫止血。

七、实验动物的处死方法

实验结束后，常须将动物处死，常用的处死方法有：

1. 颈椎脱臼法　此法常用于小鼠。用手指或镊子压住小鼠的后头部，另一手捏住鼠尾用力向后上牵拉，使之颈椎脱臼，立即死亡。

2. 空气栓塞法　此法常用于家兔的处死。用注射器将空气快速注入静脉，可使动物立即死亡。一般注入空气10～20ml。

3. 打击法　此法适用于较小的动物，如家兔、大鼠和小鼠等。抓住动物的尾部，提起，用力敲击动物头部，或用木槌打击动物头部，致使动物死亡。

4. 大量放血法处死　小鼠可采用摘眼球大量放血致死。

5. 药物吸入致死　吸入苯、乙醚、氯、二氧化碳、一氧化碳均可使动物死亡。

八、实验设计和与统计分析

（一）实验设计

由于生物个体之间存在着差异性，要取得精确可靠的实验结论必须进行实验设计。进行实验设计必须遵循三个原则：重复、对照、随机。

1. 重复　重复是保证实验结果可靠的重要措施之一。重复具有两方面的含义，即重现性和重复数。重现性即应能在同样条件下重复出相同的实验结果。重复数就是实验要有足够的次数或例数。由于个体差异和实验误差，仅根据一次实验或一个样本所得的结果，往往难以下结论。在适当的范围内重复愈多，则愈可靠。究竟用多少动物或多大样本进行药理实验，是研究者遇到的首要问题。样本过少不行，过多则增加实际工作中的困难，也不符合经济原则，而且单纯加大样本量并不能完全排除偏差，所以在实验设计时对样本大小的估计应在保证结论可靠的条件下确定最少的例数。

一般情况下要根据实验目的、方法和指标的要求决定实验动物、样本及数量。计量资料，一般小动物（小鼠、大鼠）每组 8～12 只，较大动物（兔、犬）每组 5～8 只是基本的，总量应符合统计要求。

2. 对照　在实验研究中，为消除个体差异对实验的影响，须设对照组。用对照组和实验组的比较来消除各种无关因素的影响。对照应符合齐同可比的原则，除实验药物和处理的差别外，其他一切条件（包括实验对象的年龄、性别、体质量等，实验方法、仪器、环境及时间等）应力求一致。

根据实验研究的不同，可选用不同的对照形式，常用方法有以下几种。

(1) 空白对照　是指在模拟实验组处理的“空白”条件下进行观察的对照。即除不用被研究的药物外，对照组的动物要经受同样的处理，如给予生理盐水或不含药物的溶剂。这种对照又可称为“阴性对照”。设置目的是观察造模是否成功，给药组所测指标是否恢复正常。

(2) 标准对照　指以标准值或正常值作为对照，在标准条件下，将已知经典药物与实验药物进行对照，又称“阳性对照”。设置目的是验证所用方法的可靠性和准确性，比较同类药物之优劣和特点。

(3) 模型对照　经造模处理的模型动物，除不用药外，其他处理与给药组相同。但为证实药物作用，常需在相应的模型动物上观察其作用。

(4) 同因素不同水平的对照　系在实验组间分若干剂量组互为对照进行对比，说明量效关系或药效的剂量依赖性，一般设 2～3 个剂量组。

(5) 自身前后对照　上述三种对照都属于组间对照。有的实验可在对象自身上进行给药前后的对照比较，其前提是前后条件一致，且指标对时间稳定。这在急性实验时易于满足，但慢性实验时难以保证，故尚需做组间对照来说明问题。

3. 随机　随机分组的目的是使样本的生物差异平均分配到各组，而不受实验者主观因素或其他偏性误差的影响。

（二）统计分析

实验观测到的数据资料按其实验指标的性质，分为质反应（计数）资料和量反应（计量）资料两大类。

1. 量反应资料　实验数据通过测量而得，以计量数字的多少来表示。如血压、心率、血细胞数、电刺激阈值等，也可用实测变化比值或变化率作为测量资料，如血压升降、心率和呼吸增减次数、尿量增减、血糖升降以及血红蛋白升降等数值；评分分值的半定量资料也属计量资料范畴。

量反应资料的特点是每一个观察对象可得一个定量的数据，所以信息量丰富。量反应资料的统计分析最常用 t 检验，可用下列公式计算：

$$\overline{x}=\frac{\sum x}{n}=\frac{x_1+x_2+x_3+\cdots+x_n}{n}$$

$$s=\sqrt{\sum(x-\overline{x})^2/(n-1)}=\sqrt{\frac{\sum x^2-\frac{(\sum x)^2}{n}}{n-1}}$$

例数相等时：$t=\dfrac{|\overline{x_1}-\overline{x_2}|}{s_{\overline{x_1}-\overline{x_2}}}=\dfrac{|\overline{x_1}-\overline{x_2}|}{\sqrt{\dfrac{s_1^2}{n_1}+\dfrac{s_2^2}{n_2}}}$

例数不等时：$t=\dfrac{|\overline{x_1}-\overline{x_2}|}{\sqrt{\dfrac{(n_1-1)\ s_1^2+\ (n_2-1)\ s_2^2}{n_1+n_2-2}\left(\dfrac{1}{n_1}+\dfrac{1}{n_2}\right)}}$

通常以均数 $\overline{x}$ 作为一组数据的集中性参数，以标准差 s 作为其离散性参数，第三个参数是该组例数（n），三个参数常写成 $\overline{x}\pm s$（n）的形式。其中，$\sum$ 是总和的数学符号，$\sum x$ 是各实验数据 x 的总和，$\sum x^2$ 是 x 平方的总和，$(\sum x)^2$ 是 x 总和的平方。

t 值法的判断标准为：算出 t 值时，按自由度 $f(f=n_1+n_2-2)$ 从 t 值表中查出 $t_{0.05}$、$t_{0.01}$、$t_{0.001}$ 值，与实算值比较：

如 $t>t_{0.001}$，则 $P<0.001$，差别有非常非常显著意义；

如 $t>t_{0.01}$，则 $P<0.01$，差别有非常显著意义；

如 $t>t_{0.05}$，则 $P<0.05$，差别有显著意义；

如 $t<t_{0.05}$，则 $P>0.05$，差别无显著意义。

例如，某一试验测得甲、乙用药组用药后血压降低值如下表数据，试分析结果，作出结论。

各组用药后血压降低值　　　　单位：mmHg

甲药组	28	15	30	14	13	18	20	22	共 8 例（$n_1=8$）
乙药组	30	34	42	19	31	27	34	38	共 8 例（$n_2=8$）

甲药组　均数　$\overline{x_1}=\dfrac{\sum x}{n}=20\text{mmHg}$

标准差　$s_1=\sqrt{\dfrac{\sum x^2-\frac{(\sum x)^2}{n}}{n-1}}=6.35\text{mmHg}$

乙药组　均数　$\overline{x_1}=31.88\text{mmHg}$

标准差　$s_1=7.00\text{mmHg}$

自由度　$f=n_1+n_2-2=8+8-2=14$

$$t=\frac{|\overline{x_1}-\overline{x_2}|}{\sqrt{\frac{s_1^2}{n_1}+\frac{s_2^2}{n_2}}}=\frac{|20-31.88|}{\sqrt{\frac{6.35^2}{8}+\frac{7.00^2}{8}}}=3.56$$

查 t 值表 $t_{0.01}=2.977$，$t_{0.001}=4.140$，得 $t_{0.01}<t<t_{0.001}$，故 $P<0.01$，差异有非常显著意义。

结论为：t 检验说明乙药的降压作用确比甲药强。

此外，对量反应（计量）资料的统计方法还有配对 t 值法、参比差值法、简化方差分析法等，需用时可参阅其他统计学参考书。

2. 质反应资料　实验结果只有质的区别，数据是通过计数（即阳性反应的动物数）而获得的，如动物死亡或存活；某反应的出现或不出现；临床治疗中的痊愈、显效、有效、无效等。质反应通常用出现率来表达，可用百分率型、小数型。为了进行计算统计分析，例数不宜过少，一般所用动物每组至少 20 只。通常以 χ^2（卡方）法进行检验。公式如下：

$$\chi^2=\frac{(|a\times d-b\times c|-0.5\times n)^2\times n}{(a+b)(c+d)(a+c)(b+d)}$$

式中，χ^2 读作卡方；a、b、c、d 是两组阳性数和阴性数所组成的四格表中的例数；n 是总例数。

例如，甲药组 50 人，有效 35 人；乙药组 50 人，有效 25 人，先排列出四格表如下：

项　目	有　效	无　效	总　计
甲药组	35(a)	15(b)	50($a+b$)
乙药组	25(c)	25(d)	50($c+d$)
共计	60($a+c$)	40($b+d$)	100(n)

代入上式

$$\chi^2=\frac{(|35\times25-15\times25|-0.5\times100)^2\times100}{50\times50\times60\times60}=3.375$$

查 χ^2 值表（四格表的自由度恒等于 1），得 0.05 的概率点为 3.841，$3.375<\chi^2_{0.05}$，故 $P>0.05$，差别无显著意义。

结论为：χ^2 检验说明甲、乙两药的效果差别不明显。

本方法最常用。此外，质反应资料的统计分析方法还有配对 χ^2 法、简化直接概率法、参比值法等，需用时可参阅其他统计学参考书。

（戴　敏）

第二章 影响药物作用的因素

影响药物作用的因素很多，主要有三个方面：①药物因素，如剂量、剂型、给药途径、联合用药及药物的相互作用等；②动物因素，如种属、年龄、性别、体质量、病理状态等；③环境因素，如温度、湿度、昼夜节律、饮食、垫料、噪声等。本章的实验主要介绍剂量、剂型、给药途径、药物的相互作用等药物因素和肝肾功能损伤等动物病理状态影响药物作用的实验。

实验 17 给药剂量对药物作用的影响

【目的】 观察不同剂量戊巴比妥对小鼠中枢抑制作用的影响；了解药物的剂量与作用的关系。

【原理】 戊巴比妥钠为镇静催眠药，对中枢可产生普遍性抑制，随着剂量的递增，依次表现为镇静、催眠、抗惊厥和麻醉作用，过量则麻痹延髓呼吸中枢而致死。通过给予不同剂量的戊巴比妥钠，观察对小鼠中枢抑制作用，了解药物的量效关系。

【材料】

动物：小鼠，体质量 18～22g，雌雄各半。

药物：0.1%、0.2%、0.4%戊巴比妥钠溶液，生理盐水。

试剂：苦味酸溶液。

主要器材：天平、秒表、注射器、鼠笼等。

【方法】 每组取小鼠 8 只，称重、标记，随机分为 4 组，观察其一般活动状态和痛觉反应。然后各组分别腹腔注射不同浓度的戊巴比妥钠溶液：

第 1 组小鼠腹腔注射 0.1%戊巴比妥钠溶液（0.2ml/10g）；

第 2 组小鼠腹腔注射 0.2%戊巴比妥钠溶液（0.2ml/10g）；

第 3 组小鼠腹腔注射 0.4%戊巴比妥钠溶液（0.2ml/10g）；

第 4 组小鼠腹腔注射生理盐水（0.2ml/10g）。

给药后密切观察小鼠的活动、反应症状，记录翻正反射（将动物推倒或翻转，它可以迅速翻正，恢复直立）消失和恢复的时间。比较小鼠对 3 个剂量戊巴比妥钠反应的差别及各鼠所出现反应的严重程度和发生快慢。

【结果】 汇总各组结果，分别计算翻正反射出现和消失的时间的均值（$\overline{x}$）和标准差（s），并进行组间显著性 t 检验，将结果填入表 2-1。

表 2-1 不同剂量戊巴比妥对小鼠中枢抑制作用的影响（$\overline{x} \pm s$）

组别	动物数（n）	剂量 /(mg/kg)	给药时间 /min	翻正反射消失时间/min	翻正反射恢复时间/min	作用维持时间 /min
1						
2						
3						
4						

【注意事项】

① 小鼠对戊巴比妥钠可能出现的反应，按由轻到重程度有活动增加、呼吸抑制、翻正反射消失、反射亢进、麻醉、死亡等。

② 药物必须准确注射到腹腔，给药量要准。

【思考题】 了解药物的剂量和作用的关系对于进行药理试验和临床用药有何重要意义？

实验 18　给药途径对药物作用的影响

【目的】 观察不同给药途径对药物作用的影响；了解药物的抗凝血作用。

【原理】 不同给药途径对药物的吸收、代谢和排泄等有很大的影响，从而能改变药物作用的强度和性质。肝素是一个兼具体内外抗凝作用的药物，但给药途径不同，可产生截然不同的效果。注射给药吸收好，口服不吸收。通过分别给动物灌胃和注射等量肝素，采用毛细管法测定其凝血时间，可以看出给药途径不同对肝素作用的影响。

【材料】

动物：小鼠，体质量 18～22g，雌雄各半。

药物：100U/ml 肝素溶液、生理盐水。

试剂：苦味酸溶液。

主要器材：注射器、灌胃针头、天平、毛细玻璃管、秒表、棉球、鼠笼。

【方法】 取小白鼠 8 只，称重、标记，随机分为 4 组，第 1 组腹腔注射 100U/ml 肝素溶液（0.2ml/10g），第 2 组腹腔注射生理盐水（0.2ml/10g）；第 3 组灌胃 100U/ml 肝素溶液（0.2ml/10g），第 4 组灌胃生理盐水（0.2ml/10g）。

给药 10min 后，毛细玻管内眦取血，取血后每隔一定时间在毛细玻管两端分别折断一小节，观察有无血丝出现。从血液进入毛细玻管到出现血丝的即为凝血终点时间。

【结果】 汇总各组结果，计算各鼠凝血时间的均值（$\overline{x}$）和标准差（s），并进行组间显著性 t 检验，将结果填入表 2-2。

表 2-2　不同给药途径对肝素凝血时间的影响（$\overline{x}\pm s$）

组别	药物	给药途径	动物数(n)	剂量/(U/kg)	凝血时间/min
1	肝素	ip①			
2	生理盐水	ip			
3	肝素	ig②			
4	生理盐水	ig			

① ip 为腹腔注射。

② ig 为灌胃。

【注意事项】

① 取血用毛细玻管必须干净，内壁无污，并且管径均匀一致，否则影响实验结果。

② 折断法观察凝血终点，开始可每隔 1min 折断末端 1 次，接近凝血时间可每隔 30s 折断 1 次，直到见血丝为止。

【思考题】 给药途径不同时，一般情况下对药物的作用产生什么影响？在哪些情况下可使药物的作用产生质的差异？

实验 19　药物剂型对药物作用的影响

【目的】 比较不同剂型的乌拉坦对小鼠中枢抑制作用的差别；了解胶浆剂延缓药物扩散和吸收作用。

【原理】 同种药物的不同剂型，药物崩解、溶解速率不同，吸收快慢、多少不同，对药效的发挥有影响。胶浆剂为水溶性高分子物质在水中溶解而成的制剂，其特点是具有黏性，对黏膜表面有覆盖作用，能延缓药物的吸收。乌拉坦具有麻醉作用，制成胶浆剂后，其中枢抑制作用出现的时间明显延长。

【材料】

动物：小鼠，体质量 18～22g，雌雄各半。

药物：8%乌拉坦水溶液、8%乌拉坦胶浆液（以 2.5%羧甲基纤维素溶液作溶剂制备乌拉坦胶浆液）。

主要器材：天平、秒表、注射器、灌胃针头。

【方法】 取小鼠 4 只，称重、标记，随机分为 2 组。第 1 组小鼠皮下注射 8%乌拉坦水溶液（0.15ml/10g），第 2 组小鼠皮下注射 8%乌拉坦胶浆液（0.15ml/10g），观察以 2.5%羧甲基纤维素溶液作溶剂制备的乌拉坦胶浆液与水为溶剂制备的乌拉坦水溶液对小鼠中枢抑制的程度、作用出现快慢、持续时间长短等的差异。记录小鼠出现步态蹒跚、匍匐不动或卧倒及翻正反射消失、恢复等反应的时间。比较小鼠注射不同制剂的乌拉坦后造成中枢抑制的深度、作用出现的快慢与持续时间的长短。

【结果】 汇总各组结果，计算各鼠翻正反射消失时间和恢复时间的均值（$\bar{x}$）和标准差（s），并进行组间显著性 t 检验，将结果填入表 2-3。

表 2-3　乌拉坦水溶液与胶浆液对中枢抑制作用的影响（$\bar{x}\pm s$）

组别	动物数（n）	剂量/(mg/kg)	给药时间/min	翻正反射	
				消失时间/min	恢复时间/min
水溶液					
乌拉坦胶浆液					

【注意事项】 若室温较低，给药后至恢复前应给动物保暖，避免动物死亡。

【思考题】 将胶浆液与药物混合后，对药物内服和作用各产生何种影响？

实验 20　药物的相互作用

【目的】 通过实验，认识联合用药时药物效应的协同作用和拮抗作用。

【原理】 药效学相互作用是指联合用药后发生的药物效应的变化，其相互作用的结果有两种情况：一种是协同作用，指两药合用后可使药物的疗效较单一用药时有所增强；另一种是拮抗作用，指一种药物的作用被另一种药物所拮抗，使药物的作用减弱甚至消失。

地西泮、戊巴比妥钠均为中枢抑制药，回苏灵为中枢兴奋药，本实验通过联合给予地西泮和戊巴比妥钠，观察其所产生的协同作用；联合给予地西泮和回苏灵，观察其所产生的拮抗作用。

【材料】

动物：小鼠，体质量 18～22g，雌雄各半。

药物：0.05%地西泮溶液、0.1%戊巴比妥钠溶液、0.05%回苏灵溶液。

试剂：苦味酸溶液。

主要器材：小鼠自主活动记录仪、天平、注射器、鼠笼。

【方法】 取小鼠 10 只，称重、标记，随机分为 5 组，然后分别给药：

第 1 组小鼠腹腔注射地西泮 0.1mg/10g（0.05%溶液 0.2ml/10g）；

第 2 组小鼠皮下注射戊巴比妥钠 0.2mg/10g（0.1%溶液 0.2ml/10g）；

第 3 组小鼠先腹腔注射地西泮 0.1mg/10g（0.05%溶液 0.2ml/10g），20min 后再皮下注射戊巴比妥钠 0.2mg/10g（0.1%溶液 0.2ml/10g）；

第 4 组小鼠皮下注射回苏灵 0.1mg/10g（0.05%溶液 0.2ml/10g）；

第 5 组小鼠先腹腔注射地西泮 0.1mg/10g（0.05%溶液 0.2ml/10g），20min 后再皮下注射回苏灵 0.1mg/10g（0.05%溶液 0.2ml/10g）。

各组给药 10min 后将小鼠置于小鼠自主活动记录仪内，适应 5min，然后记录 5min 内小鼠活动次数。

【结果】 汇总各组结果，分别计算两次给药后自主活动次数的均值（$\overline{x}$）和标准差（s），并进行组间显著性检验，将结果填入表 2-4。

表 2-4 联合用药对药物作用的影响（$\overline{x}\pm s$）

编号	第一次给药		第二次给药		两药相互作用类型
	药名及剂量	给药后自主活动次数	药名及剂量	给药后自主活动次数	
1					
2					
3					
4					
5					

【注意事项】

① 动物宜事先禁食 12h，以增加觅食活动。

② 测量时应保持安静，不应有强光、震动、噪声等可能对小鼠自发活动的干扰刺激。

③ 自发活动个体差异大，每组动物数不应少于 10 只。

④ 每次记录 5min 内小鼠活动次数，如记录时间过长，动物则逐渐熟悉环境，导致活动次数减少。

【思考题】

1. 联合用药的临床意义有哪些？

2. 给小鼠预先注射地西泮，对于戊巴比妥钠和回苏灵的药理作用各有何影响？

实验 21 肝功能对药物作用的影响

【目的】 观察肝功能损伤对戊巴比妥钠催眠作用的影响。

【原理】 肝脏是药物代谢的主要器官，肝功能不全时以肝代谢为主的药物易发生蓄积中毒。四氯化碳是一种对肝细胞有严重毒性作用的化学物质，中毒动物常被作为中毒性肝炎的动物模型。本实验采用四氯化碳灌胃，造成肝功能不全的病理模型，观察肝功能对戊巴比妥钠催眠作用的影响。

【材料】

动物：小鼠，体质量 18～22g，雌雄各半。

药物：0.15%戊巴比妥钠溶液。

试剂：25%四氯化碳花生油溶液、苦味酸溶液。

主要器材：天平、注射器、眼科剪、鼠笼。

【方法】 在实验前24h先取小鼠2只，25%四氯化碳花生油溶液皮下注射0.1ml/10g造成肝损伤。实验时取给予四氯化碳的小鼠和正常小鼠各2只，均腹腔注射0.15%戊巴比妥钠（0.2ml/10g），观察动物反应。记录各鼠出现麻醉的时间（以翻正发射消失为指标）、清醒时间和维持时间，并讨论其原因。解剖小鼠，观察动物肝脏外观有何不同。

【结果】 汇总各组结果，分别计算各鼠麻醉时间、清醒时间和维持时间的均值（$\overline{x}$）和标准差（s），并进行组间显著性t检验，将结果填入表2-5。

表2-5 肝功能状态对药物作用的影响（$\overline{x}\pm s$）

组别	动物数（n）	进入麻醉时间/min	清醒时间/min	维持时间/min
正常组				
损伤组				

【注意事项】

① 如室温在20℃以下，应给麻醉小鼠保暖，否则动物将因体温下降，代谢减慢而不易苏醒。

② 四氯化碳的油溶液可用植物油配制，亦可用甘油配成5%的制剂，试验前24h皮下注射0.1ml/10g。

③ 四氯化碳中毒小鼠的肝脏肿大，有的充血，有的变成灰黄色，触之有油腻感，其小叶比正常肝脏更清楚。

【思考题】

1. 为什么损害肝脏的小鼠注射戊巴比妥钠后作用时间延长？

2. 讨论肝脏功能与临床用药有何关系？

实验22 肾功能对药物作用的影响

【目的】 观察肾功能损害对链霉素毒性作用的影响。

【原理】 肾是最重要的药物排泄器官，药物自肾脏排泄的速度各不相同，肾功能不全将减慢药物排泄，导致蓄积中毒。氯化高汞是一种被淘汰的、具有细胞毒作用的消毒药，一旦被机体吸收，可损伤肾小管上皮细胞，使肾排泄功能降低，造成肾脏损害，可用于制作中毒性肾病的病理模型。卡那霉素属于氨基糖苷类抗生素，主要从肾排泄，有肾毒性及阻滞神经-肌肉接头传递冲动等不良反应。本实验用氯化高汞制作成中毒性肾病的病理模型，用于观察肾功能低下对卡那霉素毒性作用的影响。

【材料】

动物：小鼠，体质量10～12g，雌雄各半。

药物：2.5%卡那霉素溶液、生理盐水。

试剂：0.04%氯化高汞溶液、苦味酸溶液。

主要器材：天平、注射器、鼠笼。

【方法】

1. 每组取小鼠4只，称重、标记，随机分为2组。在实验前2h，甲组小鼠腹腔注射

0.04%氯化高汞溶液（0.2mg/10g），制作成中毒性肾病动物模型；乙组小鼠腹腔注射生理盐水，作为肾功能正常对照模型。

2. 实验时先观察小鼠的活动及反应，然后两组小鼠分别皮下注射2.5%卡那霉素溶液（0.25ml/10g）。观察给药15min后肾功能正常和病变小鼠所表现的症状有何不同，注意观察肌张力、四肢运动及呼吸状态，并讨论其原因。

3. 实验结束后可将小鼠处死，比较两组动物肾脏的外观差别。

【结果】 将观察到的实验结果填入表2-6中。

表2-6 肾功能状态对药物作用的影响

编号	给药前表现	给药后表现
正常小鼠		
肾病小鼠		

【注意事项】

① 实验所用的小鼠体质量必须在10～12g，否则实验结果不理想。

② 氯化高汞中毒小鼠肾明显肿大，纵行剖开肾脏后，可见皮质苍白、髓质充血。对照小鼠一切正常。

【思考题】

1. 肾功能状态如何影响药物的作用？

2. 肾功能状态对临床用药有何指导意义？

（汪　宁）

第三章 化学治疗药物实验

研究药物的抗菌、抗病毒活性测定方法包括体外及体内两种。一般先用体外法进行初筛，获得阳性结果后再以体内法进行复证。在体外实验中，病原体与药物是直接接触的，没有机体因素的参与，而且有可能存在某些干扰因素（例如渗透压、杂质、酸碱度等），故而所得实验结果可能与体内实验结果并不一致。所以除局部给药的药物外，经过初筛显示有抗菌或抗病毒活性的药物需要进行体内实验，即将人工感染病原微生物的动物给予药物进行实验治疗，观察治疗效果。

(一) 体外法

测定药物的抑菌能力常用的有两类方法：琼脂渗透法与试管稀释法。

1. 琼脂渗透法　琼脂渗透法是将试管菌混入琼脂培养基，然后倾注成平板；或将试管菌涂于琼脂平板的表面，再用不同的方法将药物置于已含有试验菌的琼脂平板上，利用药物能渗透至琼脂培养基的性能，经适宜温度培养后观察结果，判断药物对试验菌是否有作用，也有将药物直接混入琼脂培养基中，然后接种试验菌的。

根据加药的操作方法不同有滤纸片法、打洞法、纸条法、挖洞法、管碟法和平皿稀释法。其中滤纸片法、纸条法、挖洞法用于定性测量，管碟法和平皿稀释法用于定量测定，而打洞法则可根据使用的具体情况来确定是用于定性或定量测定。

(1) 定性测量方法

① 滤纸片法。先于无菌平皿内加入已经熔化的肉汤琼脂培养基，待其凝固作为底层。再取适量已熔化的肉汤琼脂培养基，冷至50℃左右，加入一定量的试管菌液，摇匀后取4～5ml铺在底层之上，即为上层，待其凝固。用无菌滤纸片蘸取药液贴在培养基表面，放于适宜的温度下培养一定的时间，取出观察结果。此种方法的最大特点是测定方便、迅速、样品的量大，在同一个含菌平皿内同时能测定多个样品，最适用于药物的初筛，即一菌多药。

② 挖沟法和纸条法。先制备好无菌琼脂平板，然后在平板的中央挖一沟槽，将各种试验菌分别接种在沟槽的两侧，每种菌之间应间隔一定的距离，然后将待测的样品加入中央的沟槽中，放于37℃培养，18～24h后取出观察结果。纸条法与挖沟法相似，只是将挖沟法中的中央沟槽换成含有药液的纸条即可。此种方法的最大特点是能快速地检测出一种药物的抗菌谱，即一药多菌。

(2) 平皿稀释法　将药物按倍比稀释法用无菌生理盐水稀释，即按1∶2、1∶4、1∶8等稀释成各种药物浓度，然后取各种稀释度的药液（2ml/皿）于无菌平皿内，加入冷至50℃左右的MH培养基（18ml/皿），摇匀，放置冷却备用，药物的最终稀释浓度为1∶20、1∶40、1∶80等。

试验菌液的制备：将各种试验用菌接种于定量分装的MH肉汤培养基中（特殊菌除外，如肺炎双球菌、链球菌等），于适宜的温度培养8～10h，取出按一定的比例稀释（在1∶100～

1∶1000 之间)。稀释前应该用麦氏比浊管进行比浊，菌浓度应在 10^8～10^9 cfu，然后再进行稀释，备用。特殊菌培养时需加少量血清（兔血清、羊血清均可)。

将各稀释好的菌液接种于含药平板上，接种量为 2μl，此时活菌数最终为 10^3～10^4 cfu，放于 37℃培养 18～24h，取出观察各稀释度平皿的细菌生长情况，记录不长菌的最高稀释度即为试验药物对受试细菌的最低抑菌浓度（MIC)。

平皿稀释法所获得的结果准确性高，速度快，出现假阳性的机会少，不易出现跳管现象，能够直接地反映细菌的生长情况和药物的作用效果。此法能一药多菌地进行试验，节省药物和培养基。根据目前对抗生素的报批要求，使用这种方法是非常合理而又简单的方法。因此，目前被广泛地应用在抗生素的抗体抗菌活性的测定中。

2. 试管稀释法　将药物按倍比稀释法与肉汤培养基混匀成 1∶2、1∶4、1∶8 等各种浓度，取各种浓度的含药培养基 2ml 于无菌小试管中，各加入 0.1ml 经 1∶1000 稀释的对数生长期敏感菌液，混匀，并以一管不加药物作为阳性对照、另一管不加菌液也不加药物作为阴性对照（以检查培养基是否被污染)。置 37℃培养箱培养 24h 后取出观察结果，记录各管内细菌生长情况，以澄清不长菌的最高稀释度这一数值作为试验药物的抑菌效价（MIC)。此种方法工作量较大，但培养量多。

（二）体内法

在体外试验中呈现抗菌作用的药物可能由于毒性较大或与蛋白质结合及生物转化等原因，在体内发挥不出抗菌效果。所以在体外试验中有效的药物须进一步了解它对感染动物是否有效。如果在体内也有效，且毒性不大，才有可能过渡到临床。

1. 菌液制备　以保存的典型菌种或临床分离的致病菌，挑选毒力强、对已知药物较敏感的菌株，移种于液体培养基，37℃培养，以供动物感染之用。

2. 动物感染　根据菌种的致病力选用实验动物。常用体质量 20g 左右的小鼠，腹腔注射菌液进行感染。菌液的注射量应造成 90%左右的实验小鼠死亡率。小鼠对金黄色葡萄球菌和痢疾杆菌不敏感，在这些菌液中添加适量胃膜素可提高致病力。

3. 分组给药　将感染小鼠分成数组，除一组留作对照，其余各组均以待试药物治疗。药物的剂量应不超过小鼠的最大耐受量。一般在感染接种后 1h、6h、12h 各以灌胃法或注射法给药 1 次，也可在感染接种前预先给药。

4. 结果判断　通常于感染接种后 72h 清点各组死亡小鼠数，并做统计处理。如果治疗组小鼠的死亡率显著小于对照组，即说明该药有效，可考虑用其他动物进行复证并做有关的药理试验。

实验 23　青霉素对金黄色葡萄球菌的体外抑制作用

【目的】 学习药物的体外抗菌实验法；观察青霉素对金黄色葡萄球菌的体外抑制作用并得出最低抑菌浓度（MIC)。

【原理】 在体外适当的培养基上，金黄色葡萄球菌可以生长繁殖；由于青霉素可抑制敏感菌生长繁殖期的细胞壁合成，故而适当浓度的青霉素可以明显抑制细菌的生长繁殖。

【材料】

菌株：金黄色葡萄球菌菌株。

药物：青霉素（100U/ml)，将其按照倍比稀释法稀释为 9 个剂量备用（可根据细菌敏感情况调整药物的浓度)。

试剂：牛肉膏汤、生理盐水。

主要器材：恒温培养箱、高压灭菌器、玻璃平皿、灭菌小试管、移液器。

【方法】

1. 取灭菌小试管 10 只，编号。按无菌操作原则，每试管内分别加入牛肉膏汤 0.5ml。用移液器吸取青霉素药液（100U/ml）0.5ml 加入第 1 管，混匀；然后从第 1 管中吸取 0.5ml 放入第 2 管；依照此法逐管进行稀释至第 9 管；第 10 管不加青霉素药液，作为空白对照管。

2. 将金黄色葡萄球菌预先以牛肉膏汤培养基在 37℃恒温培养箱培养 18h；在无菌条件下以牛肉膏汤将细菌稀释至 10^{-4}（每 1ml 中含 10^{-6}～10^{-5} 细菌）。将稀释后的细菌液每试管（1～10 号）内加入 0.05ml。

3. 将上述试管置于 37℃恒温箱孵育 24h 后，取出观察细菌生长情况。无细菌生长试管的最小浓度为青霉素对该细菌的最低抑菌浓度（MIC）。

【结果】 将各组结果填入表 3-1。

表 3-1　青霉素体外抑制金黄色葡萄球菌实验结果

项　目	试管编号									
	1	2	3	4	5	6	7	8	9	10
肉汤培养基/ml	1.9	1.0	1.0	1.0	1.0	1.0	1.0	1.0	1.0	1.0 对照
青霉素加入量/ml	0.1	1.0	1.0	1.0	1.0	1.0	1.0	1.0	1.0	1.0 弃去
青霉素稀释倍数	1	1/2	1/4	1/8	1/16	1/32	1/64	1/128	1/256	0
青霉素浓度/(U/ml)	5	2.5	1.25	0.63	0.31	0.16	0.08	0.04	0.02	0
培养菌液/($\times10^{-3}$/ml)	0.05	0.05	0.05	0.05	0.05	0.05	0.05	0.05	0.05	0.05
抑菌结果										
最小抑菌浓度(MIC)/(g/ml)										
最小杀菌浓度(MAC)/(g/ml)										

【注意事项】

① 实验所用试管及移液器应注意高压消毒。

② 在实验过程中应注意无菌操作。

③ 推荐使用的青霉素以及细菌浓度可以根据实际情况加以调整。

【思考题】 药物体外抗菌实验的优缺点有哪些？

【附注】 牛肉膏汤的制备：该培养基含牛肉膏 0.3%、蛋白胨 1%、氯化钠 0.5%。配置时先将其放在热蒸馏水中熔化后，再加蒸馏水至 100ml，然后用 20%氢氧化钠调节其 pH 至 6.9～7.0；用三角烧瓶包好，高压灭菌 20min。此牛肉膏汤适用于金黄色葡萄球菌等的培养。

实验 24　青霉素对染金黄色葡萄球菌小鼠的体内抗菌作用

【目的】 学习药物的体内抗菌实验法；观察青霉素对感染金黄色葡萄球菌小鼠的治疗作用，并了解其作用机制。

【原理】 给小鼠接种适宜浓度的金黄色葡萄球菌后，动物在感染后 3 日内陆续出现相应症状，大部分动物会死亡。青霉素可以抑制 G^{+} 细菌细胞壁的合成，从而对敏感菌产生抑菌杀菌效应；其对感染金黄色葡萄球菌的小鼠具有保护作用，可明显减少动物的死亡率。

【材料】

动物：小鼠，体质量18～22g，雌雄各半。

菌株：金黄色葡萄球菌菌株。

药物：1.5万单位/ml青霉素，将其以1∶0.7比例稀释为5个剂量备用（实验前可根据细菌敏感情况调整用药剂量）。

试剂：牛肉汤培养基、5%胃膜素悬浮液、生理盐水、苦味酸溶液。

主要器材：恒温培养箱、高压灭菌器、玻璃平皿、研钵、天平、注射器、鼠笼。

【方法】

1. 制备菌液　将金黄色葡萄球菌接种于牛肉汤培养基上，于37℃恒温培养18h，用平皿表面计数法测定实验感染所用活菌数。将上述菌液用灭菌生理盐水稀释成10^{-1}、10^{-2}、10^{-3}等不同浓度菌液；取此不同浓度菌液1ml加入5%胃膜素悬浮液9ml，制备成10^{-2}、10^{-3}、10^{-4}等的细菌悬浮液备用。

2. 预试　将不同浓度的细菌悬浮液分别给小鼠腹腔注射，每个浓度取6只小鼠，注射量为0.1ml/只，观察动物在注射后3日内的死亡情况。正式实验时选用最小致死量，即感染后引起动物80%～100%死亡的细菌悬浮液进行感染。

3. 正式实验　取健康小鼠12只，按体质量、性别随机分为6组，每组2只。用预试中选定的细菌悬浮液给动物腹腔注射（0.1ml/只），感染各组动物。第1组至第5组在感染细菌后1h及6h分别腹腔注射不同剂量的青霉素（1.5万单位/ml、1.05万单位/ml、0.74万单位/ml、0.51万单位/ml、0.36万单位/ml）0.2ml/10g体质量。第6组不加青霉素作为对照，腹腔注射等容量的生理盐水。此后连续观察3日，记录各组动物死亡情况。汇总各组结果，以动物死亡百分率为纵坐标、以药物的对数剂量为横坐标绘制“量效反应曲线”，求出药物的半数有效量（ED_{50}），并根据公式计算该药的治疗指数（治疗指数$=LD_{50}/ED_{50}$）。

【结果】　汇总各组结果，分别计算动物死亡率的均值（$\bar{x}$）和标准差（s），并进行组间显著性检验，将结果填入表3-2。

表3-2　青霉素对感染金黄色葡萄球菌小鼠的治疗作用（$\bar{x}\pm s$）

组别	动物数（n）	剂量/（万单位/ml）	感染后动物死亡数（n）				ED_{50}
			第1天	第2天	第3天	合计	
生理盐水组							
青霉素1组							
青霉素2组							
青霉素3组							
青霉素4组							
青霉素5组							

【注意事项】

① 实验所用注射器、培养皿等需经严格高压消毒。

② 推荐使用的青霉素剂量仅供参考，可据情况调整剂量。

③ 推荐使用的金黄色葡萄球菌菌液浓度为每毫升6×10^{7}活菌。

④ 本实验所用细菌可用溶血性链球菌、肺炎球菌代替，这些细菌均为高毒力细菌，故应相应调整青霉素的用药剂量，但不可用胃膜素悬浮液稀释。

⑤ 实验室室温宜在18～24℃，室温过高或过低均有可能造成动物非感染性死亡。

⑥ 应选用对实验药物较敏感的菌株，否则不易找到有效保护剂量。

【思考题】

1. 比较对照组与药物组动物在感染金黄色葡萄球菌后所出现的症状有何不同（例如食欲、反应、肛温、大小便、鼻口部分泌物等）?

2. 由本结果说明青霉素的抗菌作用特点及作用机制。

【附注】 5%胃膜素悬浮液制备：称取胃膜素5g，置于研钵内，加入少量灭菌生理盐水研磨，随研磨随加水，加至100ml，高压灭菌10min即可。

实验25　金刚烷胺体外抗病毒实验

【目的】 学习体外抗病毒实验法（鸡胚法）；观察金刚烷胺抗病毒作用，并讨论其抗病毒的作用机制。

【原理】 鸡胚是正在发育中的有机生命体，许多病毒（如流感病毒）可以在鸡胚绒毛尿囊膜细胞内繁殖，并释放到尿囊液中。流感病毒在成熟释放时，将其血凝素插入细胞膜，使受感染的细胞能够吸附红细胞，为该病毒的增殖标志，所以其在一定条件下能够使人或某些动物红细胞发生肉眼可见的血凝现象；如果在鸡胚内注入药物后，尿囊液不出现血凝现象，则表示药物具有抗病毒作用。金刚烷胺通过抑制流感病毒的脱壳而特异性抑制甲型流感病毒。

【材料】

鸡胚：健康来亨鸡白色受精卵数只，10日龄。

毒株：甲型流感病毒（实验前滴定EID_{50}）。

药物：0.5%金刚烷胺水溶液。

试剂：0.5%鸡红细胞悬浮液、碘酊、石蜡、生理盐水。

主要器材：恒温培养箱、冰箱、低温冰箱、检卵灯、蛋架、蛋盘、刻度吸管、血凝塑胶板、试管、无菌钢锥、无菌注射器。

【方法】

1. 取10日龄鸡胚，在检卵灯下照视，随机分为感染组及药物治疗组。各鸡胚用铅笔划出气室和胎位，在胎位对侧离气室分界线约1cm的气室部位做一记号，用碘酊消毒后，用无菌钢锥打一小孔，用无菌注射器吸取流感病毒0.1ml（内含20 EID_{50}），针头通过小孔进入气室，再到鸡胚尿囊腔内，注入流感病毒，再以石蜡封孔；药物治疗组在此基础上，置鸡胚于37℃温箱60min后，每胚卵黄囊注入金刚烷胺水溶液0.2ml（含1mg），同样以石蜡封闭注射孔。

2. 将以上各组鸡胚，于37℃恒温培养。每日在检卵灯下检查鸡胚，凡24h内死亡者丢弃。48h后，将存活的鸡胚移至4℃冰箱过夜（每组鸡胚数应不少于10只，以便做统计学处理）。次日分别收集每胚之尿囊液，用0.5%鸡红细胞进行定性血细胞凝集试验。

3. 将每胚收集的尿囊液0.2ml分别滴加到血凝塑胶板孔内，然后各加入等量的0.5%鸡红细胞悬浮液，摇匀，室温（15～25℃）下放置45min后，观察并记录结果。

【结果】 汇总各组结果，分别计算血凝阳性鸡胚数和血凝阴性鸡胚数的均值（$\bar{x}$）和标准差（s），并进行组间显著性检验，将结果填入表 3-3。

表 3-3　金刚烷胺体外抗病毒实验（$\bar{x} \pm s$）

组　别	鸡胚数(n)	血凝阳性鸡胚数(n)	血凝阴性鸡胚数(n)
感染组			
金刚烷胺组			

【注意事项】

① 体外抗病毒实验鸡胚法经济易得，较组织培养法实验结果更为可靠。

② 实验全部操作应注意无菌观念和个人防护。

③ 实验所用病毒材料均应注意保冷。滴定后的病毒应及时分装于试管内并保存于低温冰箱。实验时取用病毒材料均应注意保冷。滴定后的病毒应及时分装于试管内并保存于低温冰箱。实验时取用同批分装的一小管，用后丢弃，不再使用。

④ 鸡胚培养过程中，应注意保持培养箱内有一定的湿度（40%～70%）。

⑤ 收集尿囊液前置冰箱冷藏鸡胚时，应防止鸡胚冷冻。

⑥ 采集的鸡红细胞经洗涤后，可在 4℃冰箱内保存 5 日，临用前按压积以灭菌生理盐水配制成 0.5%悬浮液。

⑦ 本实验为治疗用药，尚可采用预防用药，即先给予药物注射，后注入病毒。

⑧ 本实验可采用不同途径注射，即可每胚尿囊腔先后注入病毒及药物，亦可卵黄囊注入药物、尿囊腔注入病毒。

⑨ 病毒 EID_{50} 的测定　EID_{50} 系指可使半数 10 日龄鸡胚感染的病毒剂量，即能使半数鸡胚尿囊液出现血凝阳性。

【思考题】

1. 金刚烷胺的抗病毒作用机制是什么？

2. 影响本实验结果的因素有哪些？

实验 26　病毒唑对病毒性肺炎小鼠的体内抗病毒作用

【目的】　学习药物体内抗病毒实验方法；观察病毒唑对病毒性肺炎小鼠的保护作用，分析其作用特点及作用环节。

【原理】　用流感病毒（鼠肺适应株）滴鼻感染小鼠，使小鼠发生病毒性肺炎而死亡；以动物死亡率、肺指数等为指标，观察药物对病毒性肺炎的影响。病毒唑通过抑制流感病毒 mRNA 的合成产生抗病毒作用。

【材料】

动物：小鼠，体质量 12～15g，雌雄各半。

毒株：流感病毒鼠肺适应株 FM。

药物：0.4%病毒唑溶液、生理盐水。

试剂：乙醚、苦味酸溶液。

主要器材：高压灭菌器、天平、灌胃器、注射器、手术剪刀、手术镊、棉球、滤纸、鼠笼。

【方法】

1. 取小鼠 4 只，称重、标记，随机分为两组，甲组灌胃给予 0.4%病毒唑溶液

(0.2ml/10g)，乙组灌胃给予等容量的生理盐水，每天1次，连续6天。

2. 实验第2天，将动物用乙醚轻度麻醉后，以流感病毒鼠肺适应株FM病毒液（所用量为2个LD_{50}剂量）滴鼻感染动物，0.05ml/只。

3. 实验期间，注意观察记录动物的表现以及死亡情况。实验第7天，将动物称重，脱颈椎处死，解剖摘取肺组织，滤纸吸干，称重，并肉眼观察肺部病变情况，计算肺指数以及肺指数抑制率（肺指数越大，表示肺部病变程度越严重）。

$$肺指数=\frac{肺组织湿重(g)}{体质量(g)}\times 100\%$$

$$肺指数抑制率=\frac{对照组肺指数-药物组肺指数}{对照组肺指数}\times 100\%$$

【结果】 汇总各组结果，分别计算肺指数和肺指数抑制率的均值（$\bar{x}$）和标准差（s），并进行组间显著性检验，将结果填入表3-4。

表3-4 病毒唑对病毒性肺炎小鼠的体内抗病毒作用（$\bar{x}\pm s$）

组别	动物数(n)	剂量/(g/kg)	动物死亡数(n)	肺指数	肺指数抑制率/%
生理盐水					
病毒唑					

【注意事项】

① 本实验动物必须用幼鼠，体质量应接近。

② 本实验所用病毒可用脑炎病毒、脊髓灰质炎病毒Ⅱ型鼠适应株、新城疫病毒等代替，但所用药物应做相应调整。

③ 实验所用病毒液滴定应通过预试加以确定。

④ 实验器械应注意高压灭菌，实验者应注意自身防护。

⑤ 滴鼻感染成功与否取决于麻醉的深浅，麻醉过深或过浅均可影响病毒的吸入量。

⑥ 受感染小鼠肺部病变程度可分为6级：无肺部病变者为“－”；肺部病变占全肺1/4以下者为“±”；肺病变占全肺1/4者为“＋”；占全肺1/2者为“＋＋”；占全肺3/4以上者为“＋＋＋”；全肺几乎均有病变者为“＋＋＋＋”。

⑦ 流感病毒应在－75℃保存备用。

【思考题】

1. 小鼠感染流感病毒后有何临床症状？各组动物的表现有何差异？

2. 阐述病毒唑抗流感病毒的作用环节以及可能的作用机制。

3. 为何本实验采用滴鼻感染流感病毒的方法？有何实际价值？

（刘亚琴）

第四章 抗炎、免疫药物实验

炎症是常见的临床症状。药理研究中，通常对实验动物人为地实施某些干扰（如给予物理性、化学性或生物性等刺激）来模拟人类炎性疾病的发生、发展和处理。但炎症过程是一个相当复杂的病理过程，要制备比较完善的动物模型是相当困难的。目前对某个药物的抗炎药理研究主要是根据该药物在多种炎症模型中所表现的作用来综合地加以观察、分析和评价。

实验性炎症模型的制作，从实验要求出发需考虑多种因素，诸如动物的选择、致炎因子的选择、指标的选择和观察、环境因素的控制等。一般来讲，实验性炎症常用哺乳类动物，并根据模型差异而用不同种属的动物，如足趾肿胀模型以大鼠为宜，过敏性炎症多用豚鼠。致炎因子种类繁多，作用机制也各不相同，但大致可归纳为物理性、化学性、生物性等。理想的致炎因子应可精确定量，作用恒定、可靠，对动物个体差异小，作用持续时间长。指标的选择应是客观的、适于统计处理等，主要有肿胀度、毛细血管通透性、白细胞游走、肉芽增殖等。

引起炎症的原因很多，可以是生物因素（细菌、病毒、寄生虫等），亦可以是理化因素（外伤、高温、低温、紫外线或化学刺激物）。急性炎症的临床表现，局部常见红、肿、热、痛。自身免疫性疾病是通过自身免疫机制引起的机体某些器官或组织的炎症反应。研究药物的抗炎方法根据炎症性质分为非特异性炎症模型、免疫性炎症模型。

非特异性炎症模型分为以血管通透性、白细胞游走为主要改变的各种急性炎症模型及以肉芽组织增生为指标的各种慢性炎症模型。

急性非特异性炎症模型包括：①大鼠足趾肿胀法。实验常采用的致炎剂有角叉菜胶、酵母、琼脂、右旋糖酐、甲醛、鸡蛋清等致炎剂。此法形成的炎症模型可靠。②鼠耳肿胀法。实验常采用二甲苯或混合致炎液（内含2%巴豆油、20%无水甲醇、5%蒸馏水和73%乙醚），本法复制成功率高，适用于新药抗炎常规筛选。③白细胞游走法。以明胶引起小鼠腹腔中中性粒细胞数升高，观察药物的抗炎作用。

慢性非特异性炎症模型（肉芽肿模型）包括：①大鼠巴豆气囊法；②棉球植入法；③纸片法。上述方法也用于评价药物抗渗出和抗增殖作用。

免疫性炎症模型包括佐剂性关节炎模型和胶原性关节炎模型。佐剂性关节炎模型常用弗氏（Freund's）完全佐剂致炎，此模型比较类似人的类风湿关节炎。胶原性关节炎模型作为人类类风湿关节炎和其他自身免疫性疾病研究的模型现已趋于公认。

免疫系统药物的研究主要包括非特异性免疫功能和特异性免疫功能实验方法。

非特异性免疫功能常用实验方法有：①免疫器官重量法；②外周血白细胞计数测定法；③巨噬细胞吞噬鸡红细胞实验；④碳粒廓清实验。

巨噬细胞是机体非特异性免疫的主要成分，在全身组织分布广泛，可以在第一时间接触、识别进入机体的抗原，发挥免疫防御功能，抵抗外来微生物的感染。巨噬细胞吞噬鸡红细胞实验和碳粒廓清实验可以反映机体吞噬功能的强弱。

特异性免疫功能实验方法包括体液和细胞免疫功能测定法：①体液免疫功能测定法，包括血清溶血素测定法、血清凝集素测定法、抗体生成实验法、单向免疫扩散法；②细胞免疫功能测定法，包括外周血T淋巴细胞计数测定法、淋巴细胞转化实验法和迟发性超敏试验——二硝基氯苯（DNCB）皮肤试验法等。

B淋巴细胞是介导体液免疫的主要免疫细胞，它通过产生抗体与对应的抗原特异性结合产生各种生物学效应，抗体生成细胞和溶血素测定是检测B淋巴细胞功能的经典方法，前者反映脾脏内抗体形成细胞的活力，后者则反映受抗原刺激后B淋巴细胞已经合成分泌释放入血清中的抗体水平。而T淋巴细胞是特异性免疫的核心细胞，T淋巴细胞的转化能力是反映T细胞免疫功能的一项重要指标，间接反映机体的细胞免疫功能状态。

目前用于T淋巴细胞、B淋巴细胞增殖的常用实验方法，包括^{3}H-TdR摄入法和四甲基偶氮唑盐（MTT）比色法。其中，^{3}H-TdR摄入法的基本原理为：当淋巴细胞受刀豆蛋白(ConA A)、脂多糖（LPS）等致分裂原或特异性抗原刺激而发生母细胞转化时，在其细胞周期的DNA合成期，可掺入胸腺（TdR；dT），此时若将核素标记的胸腺如^{3}H-TdR或^{14}C-TdR加入培养液中，则同样可被转化中的细胞摄入。测定标记淋巴细胞的放射强度（cpm）就能客观反应淋巴细胞对刺激剂的应答水平。目前由于微量细胞培养板、多头微量加样器与自动多头细胞收集器的逐步应用，大大简化了操作步骤，且使结果准确和稳定。MTT比色法的基本原理为：细胞内能量代谢水平与DNA合成水平相平行。当MTT进入细胞后作为反应底物，被氧化形成蓝色的甲瓒，存积于细胞内或周围，用酶标光度计直接测定各孔的A值，即可反应甲瓒的量，由此判断细胞内线粒体氧化酶活性，亦可间接反映细胞的增殖水平，而无需应用放射性核素。

实验27 吲哚美辛抗二甲苯致小鼠耳肿胀作用

【目的】 学习利用化学药物致急性炎症的动物模型建立方法；观察吲哚美辛的抗炎作用。

【原理】 二甲苯是一种化学刺激剂，对皮肤黏膜有刺激作用，可致急性炎症，涂布小鼠耳郭有明显的致炎作用，可使小鼠耳郭肿胀，水肿后耳重增加，若药物可以抑制这种致炎剂引起的耳重增加，即可证明该药有抗炎消肿作用。吲哚美辛通过抑制前列腺素合成酶，减少前列腺素的合成和释放，有良好的抗炎作用。

【材料】

动物：小鼠，体质量18～22g，雄性。

药物：0.5%吲哚美辛混悬液、0.5%羧甲基纤维素钠（CMC-Na）溶液。

试剂：二甲苯、苦味酸溶液。

主要器材：分析天平、手术剪、直径9mm的打孔器、注射器及灌胃针头、鼠笼。

【方法】

1. 取小鼠4只，称重、标记，随机分为2组，甲组灌胃0.5%吲哚美辛混悬液（0.2ml/10g），乙组灌胃等容量的0.5% CMC-Na溶液。

2. 给药30min后，将二甲苯涂布于每只小鼠右耳的固定位置（两面均涂），0.1ml/只，左耳不涂作为对照。

3. 2h后将小鼠颈部脱臼处死，剪下耳片，用直径9mm的打孔器分别在左耳、右耳同一部位打下圆耳片，称重，求左、右耳片重量之差作为肿胀度，比较组间差异。

【结果】 汇总各组结果，分别计算耳肿胀度的均值（$\overline{x}$）和标准差（s），并进行组间显著性 t 检验，将结果填入表 4-1。

表 4-1 吲哚美辛对二甲苯致小鼠耳部肿胀的影响（$\overline{x}\pm s$）

组　别	动物数(n)	剂量/(g/kg)	耳肿胀度/mg
羧甲基纤维素钠			
吲哚美辛			

【注意事项】

① 小鼠一定要选雄性，避免雌性激素对实验的影响。

② 每组动物给药、致肿、处死的时间应一致。

③ 致炎剂涂布的部位、剂量应一致。

④ 打孔器必须锋利，一次打下皮片，打下耳片后要立即称取重量。

【思考题】

1. 还可采用哪些致炎剂来复制小鼠耳肿胀模型？

2. 影响本实验的因素有哪些？

实验 28 地塞米松抗蛋清致大鼠足肿胀作用

【目的】 学习用蛋清致炎剂致动物实验性急性炎症的方法；观察地塞米松的抗炎作用。

【原理】 蛋清为异种蛋白，注入大鼠足跖内，可引起局部急性炎症，使局部组织肿胀。地塞米松为长效类糖皮质激素药，具有显著的抗炎作用。

【材料】

动物：大鼠，体质量 180～220g，雄性。

药物：0.5％地塞米松溶液、生理盐水。

试剂：10％蛋清，苦味酸溶液。

主要器材：足容积测定仪、记号笔、注射器及灌胃针头、天平、鼠笼。

【方法】

1. 取健康大鼠 4 只，称重、标记，随机分为 2 组，甲组腹腔注射 0.5％地塞米松溶液(1ml/100g)，乙组腹腔注射等容量的生理盐水。

2. 先在每组大鼠右后肢足跖关节处用笔标记一圈，再测定正常每组大鼠足跖关节以下的足容积。

3. 给药 30min 后，每组右后肢足跖皮下注射 10％蛋清，0.1ml/只。随后每隔 0.5h 测 1 次足跖容积，直至 2h，记录并计算肿胀抑制率。

$$足肿抑制率=\frac{对照组足容积-药物组足容积}{对照组足容积}\times 100\%$$

【结果】 汇总各组结果，计算大鼠足肿抑制率的均值（$\overline{x}$）和标准差（s），并进行组间显著性 t 检验，将结果填入表 4-2。

表 4-2 地塞米松对蛋清致大鼠足肿胀抑制作用的影响（$\overline{x}\pm s$）

组　别	动物数(n)	剂量/(mg/kg)	足肿抑制率/％ 0.5h	1h	1.5h	2h
生理盐水						
地塞米松						

【注意事项】

① 选用新鲜的鸡蛋清；注射蛋清时，应从后肢足掌心向踝关节进针，皮下给药量要准确。

② 大鼠必须选用雄性，以免雌性激素对实验的影响。

【思考题】

1. 地塞米松的抗炎作用机制是什么？

2. 本实验选用蛋清致炎的原理是什么？

实验 29　氯苯那敏对小鼠腹腔毛细血管通透性的影响

【目的】 学习毛细血管通透性增加模型的造模方法；观察药物对毛细血管通透性增高的影响。

【原理】 采用不同致炎因素，引起局部炎症反应，然后静脉给予特殊染料可随体液成分渗入腹腔，测定染料的通透量可反应炎症部位着色深浅。如果药物可减少染料的通透量，降低 A 值，则证明药物有抗炎作用。氯苯那敏可减少毛细血管通透性起到抗炎作用。

【材料】

动物：小鼠，体质量 18～22g，雄性。

药物：0.5%氯苯那敏溶液、生理盐水。

试剂：1%伊文思蓝生理盐水溶液、0.6%冰醋酸、苦味酸溶液。

主要器材：分光光度计、离心机、天平、注射器、试管、离心管、手术剪、眼科镊、鼠笼。

【方法】

1. 取健康小鼠 4 只，称重、标记，随机分为 2 组，甲组皮下注射 0.5%氯苯那敏溶液 (0.1ml/10g)，乙组皮下注射等容量的生理盐水。

2. 给药后 1h，尾静脉注射 1%伊文思蓝生理盐水溶液（0.1ml/10g），之后立即腹腔注射 0.6%冰醋酸（0.2ml/只）。

3. 20min 后，断头法处死小鼠，剪开腹腔，用 5ml 生理盐水冲洗腹腔数次收集洗涤液于试管中，1000r/min 离心 5min，取上清液，分光光度计于 590nm 波长处测吸光度 (A 值)。

【结果】 汇总各组结果，计算小鼠腹腔洗出液吸光度的均值（$\bar{x}$）和标准差（s），并进行组间显著性 t 检验，将结果填入表 4-3。

表 4-3　氯苯那敏对小鼠毛细血管通透性的影响（$\bar{x}\pm s$）

组　别	动物数(n)	剂量/(g/kg)	腹腔洗出液吸光度值(A)
生理盐水			
氯苯那敏			

【注意事项】

① 注入染料量、冰醋酸量及自注射冰醋酸至处死时间必须严格掌握。

② 冲洗腹腔时应避免液体外溢。

③ 处死时要注意动作轻柔，防止各种引起腹腔内出血的因素，如腹腔内有出血，样本

应弃去不用。

【思考题】

1. 氯苯那敏的抗炎机制是什么？

2. 影响本实验的因素有哪些？

实验 30　氢化可的松对大鼠肉芽肿的影响

【目的】 学习制造亚急性炎症模型的方法，观察药物对慢性炎症造成结缔组织增生的影响。

【原理】 由于埋入大鼠皮下的棉球的刺激作用，引起结缔组织的增生，这种肉芽增生与临床上某些炎症后期病理改变相似，为亚急性炎症模型。氢化可的松具有良好的抗炎、抑制炎症后期肉芽组织增生的作用。

【材料】

动物：大鼠，体质量 180～220g，雄性。

药物：2%氢化可的松溶液、生理盐水。

试剂：3.5%水合氯醛、氨苄青霉素、苦味酸溶液。

主要器材：消毒手术器械、烘箱、天平、注射器、灭菌棉球、75%乙醇及碘酒棉球、鼠笼。

【方法】

1. 每组取大鼠 4 只，称重、标记，随机分为 2 组，各组大鼠用 3.5%水合氯醛按 1ml/100g 腹腔注射麻醉，在每只大鼠的左右腹股沟部用碘酊消毒，75%酒精棉球脱碘后，切开 1cm 长小口，用眼科镊将 30mg 的高压灭菌棉球（每个棉球加入氨苄青霉素 1mg/0.1ml，50℃烘干）从切口处植入皮下，随后缝合皮肤。

2. 手术当天甲组开始皮下注射 2%氢化可的松溶液（0.2ml/100g），乙组腹腔注射等容量的生理盐水，每天 1 次，连续 7 天。

3. 第 8 天处死小鼠，打开原切口，将棉球连同周围结缔组织一起取出，剔除脂肪组织，放入烘箱中 60℃ 12h 烘干称重，将称得的重量减去棉球原重量即得肉芽肿的重量。

【结果】 汇总各组结果，计算大鼠肉芽干重的均值（$\bar{x}$）和标准差（s），并进行组间显著性 t 检验，将结果填入表 4-4。

表 4-4　氢化可的松对大鼠棉球肉芽肿的影响（$\bar{x} \pm s$）

组　别	动物数 (n)	剂量 /(mg/kg)	肉芽干重 /(mg/100g 体质量)
生理盐水			
氢化可的松			

【注意事项】

① 棉球的表面积对实验结果的影响较大，为此，应使棉球的形状、松紧度和植入的部位、深浅保持一致。

② 肉芽组织易向棉球内浸润，致棉球变形，较难剥离，常是造成较大误差的原因，实验中应注意。

③ 致炎物也可用干燥无菌的滤纸片、塑料圈等。

【思考题】

1. 影响本实验结果的因素有哪些？

2. 氢化可的松的抗炎机制是什么？

实验31 甲泼尼龙对大鼠佐剂性炎症的影响

【目的】 学习用弗氏（Freund's）完全佐剂诱发大鼠多发性关节炎的方法；观察药物对本模型的药理作用。

【原理】 用弗氏完全佐剂诱导大鼠多发性关节炎，是一种迟发型超敏反应或自身免疫性疾病。其抗原是已改变的大鼠自身抗原或者是结核杆菌与大鼠血组织的复合物，类似于人类的类风湿关节炎，一般大鼠在佐剂注射后的前3天足肿显著，然后逐渐减轻，13天左右再度显著肿胀，因迟发型超敏反应使对侧后肢足肿胀，耳和尾部有红斑及炎性小结，22天开始消退。甲泼尼龙为中效糖皮质激素，有显著的抗炎、免疫抑制作用。

【材料】

动物：大鼠，体质量180～220g，雄性。

药物：0.1%甲泼尼龙溶液、生理盐水。

试剂：弗氏完全佐剂、苦味酸溶液。

主要器材：足容积测定仪、记号笔、天平、注射器及灌胃针头、鼠笼。

【方法】

1. 取大鼠4只，称重、标记，随机分为2组，先在每组大鼠用药前右侧（非致炎侧）足关节处用笔标记1圈，再在足容积测量仪上测定每组大鼠右侧足关节以下的足容积。

2. 甲组腹腔注射0.1%甲泼尼龙溶液（1ml/100g），乙组腹腔注射等容量的生理盐水，每天1次，连续24天。于第1天给药1h后，每鼠由左后肢足掌远端进针至踝关节附近，皮下注射弗氏完全佐剂（0.1ml/只）。

3. 致炎后第14天、第17天、第21天分别测定右侧（非致炎侧）足爪容积，计算肿胀度（用药后足容积－用药前足容积）。

【结果】 汇总各组结果，计算大鼠足肿胀度的均值（$\bar{x}$）和标准差（s），并进行组间显著性t检验，将结果填入表4-5。

表4-5 甲泼尼龙对佐剂性关节炎大鼠继发侧关节肿胀度的影响（$\bar{x}\pm s$）

组别	动物数（n）	剂量/(g/kg)	肿胀度/ml		
			14天	17天	21天
生理盐水					
甲泼尼龙					

【注意事项】

① 本实验不宜选用大于9个月或小于21日龄的大鼠。

② 注射弗氏完全佐剂一定要注射到皮下，否则免疫反应不出现。

③ 各免疫大鼠注射弗氏完全佐剂后病理变化可分为三个阶段：第一阶段，注射致炎剂后10天内逐渐出现早期炎症反应，尤其前3天，致炎侧（左侧）足趾出现早期炎症反应，第1～3天足肿胀达高峰，即急性局部炎症期（原发性反应期）；然后逐渐减轻，即急性炎症

缓解期（第 7～12 天）。第二阶段，第 10～18 天，因迟发型超敏反应，表现为以多发性关节炎为特征的慢性周身炎症：对侧（右侧）后肢、前肢肿胀明显，主要出现在踝关节，也累及整个足趾，并于足趾关节间和前足趾出现关节肿大，耳和尾部伴有红斑和炎性小结，大鼠倦怠，食量减少、消瘦、多发性关节肿胀和触痛，活动障碍等类似类风湿关节炎的症状，即继发性反应期。第三阶段，第 26 天以后以上症状逐渐减轻和消退。

【思考题】

1. 影响本实验的因素有哪些？

2. 简述弗氏完全佐剂诱导大鼠多发性关节炎的原理。

【附注】 弗氏完全佐剂的制备方法：卡介苗 70℃、1h 灭活后与高压灭菌的液体石蜡充分碾磨、混匀配成 10g/L 的乳剂。

实验 32 醋酸泼尼松对小鼠免疫器官重量的影响

【目的】 学习掌握免疫器官重量实验方法；观察免疫抑制剂对小鼠免疫器官胸腺、脾脏重量的影响，并理解其对免疫功能的作用及其机制。

【原理】 醋酸泼尼松为免疫抑制剂，可使免疫器官（胸腺、脾脏等）减重。

【材料】

动物：小鼠，体质量 14～18g，雌雄各半。

药物：0.25%醋酸泼尼松溶液、生理盐水。

试剂：苦味酸溶液。

主要器材：天平、注射器、眼科镊、手术剪、滤纸、鼠笼。

【方法】

1. 取小鼠 4 只，称重、标记，随机分为 2 组。甲组腹腔注射 0.25%醋酸泼尼松溶液(0.1ml/10g)，乙组腹腔注射等容量的生理盐水，连续用药 10 天。

2. 于末次给药后 24h 将小鼠全部脱颈椎处死，剖取胸腺、脾脏，把其他组织剥离干净，用滤纸吸干水分后，用电子天平称重。计算每 10g 体质量的胸腺、脾脏重量（胸腺、脾脏系数）。

【结果】 汇总各组结果，计算小鼠的胸腺系数和脾脏系数的均值（$\overline{x}$）和标准差（s），并进行组间显著性 t 检验，将结果填入表 4-6。

表 4-6 醋酸泼尼松对小鼠免疫器官胸腺、脾脏系数的影响（$\overline{x}\pm s$）

组别	动物数(n)	剂量/(g/kg)	胸腺系数/(mg/10g)	脾脏系数/(mg/10g)
生理盐水				
醋酸泼尼松				

【注意事项】

① 本实验必须用幼年动物。

② 胸腺和脾脏称重前，需把其他组织剥离干净。

【思考题】

1. 本实验所用药物对免疫器官胸腺和脾脏有何影响？为什么？

2. 醋酸泼尼松的作用机制是什么？

实验 33　左旋四咪唑对小鼠单核巨噬细胞吞噬功能的影响（碳粒廓清法）

【目的】 学习小鼠碳粒廓清实验方法；观察免疫增强剂对小鼠单核巨噬细胞吞噬功能的影响。

【原理】 单核巨噬细胞具有吞噬异物的功能，中华墨汁作为一种颗粒状异物（也可用胶体碳、印度墨汁、刚果红染料、^{131}I 白蛋白胶体、^{51}Cr 标记的异种红细胞等）静脉注入小鼠血液循环后，迅速被单核巨噬细胞所清除，主要被定居在肝和脾的巨噬细胞所吞噬（其中肝的巨噬细胞约吞噬 90%，脾的巨噬细胞约吞噬 10%）。如将异物量恒定，则从血流中清除的速率可反映单核巨噬细胞的吞噬功能。

在一定的范围内，颗粒的清除速率与颗粒剂量呈指数函数关系，即吞噬速率与血中颗粒浓度成正比，而与已吞噬的颗粒量成反比。如以不同时间测得的血中颗粒浓度之对数值为纵坐标、时间为横坐标作图，则两者成直线关系。此直线斜率（K）可表示吞噬速率（或称廓清指数），因动物肝、脾重量可影响 K 值，故应再计算校正廓清指数（α）。

左旋四咪唑为免疫增强剂，可使免疫器官（胸腺、脾脏等）增重。

【材料】

动物：小鼠，体质量 18～22g，雌雄各半。

药物：0.25%左旋四咪唑溶液、生理盐水。

试剂：0.1%碳酸钠（Na_2CO_3）溶液、印度墨汁（生理盐水稀释 2～4 倍）、肝素、苦味酸溶液。

主要器材：分光光度计、注射器、微量注射器、电子秤、天平、眼科镊、毛细玻管、手术剪。

【方法】

1. 取小鼠 4 只，称重、标记，随机分为 2 组。甲组各鼠皮下注射 0.25%左旋四咪唑溶液（0.1ml/10g），乙组皮下注射等容量的生理盐水。连续用药 10 天。

2. 于末次药后 60min，尾静脉注射印度墨汁（0.1ml/10g），于注射后 2min 和 12min 用毛细玻管（预先用肝素溶液润湿）分别从眶静脉丛取血 20μl，溶于 2ml 0.1%碳酸钠溶液中摇匀，置分光光度计于 600nm 波长比色，以 Na_2CO_3 溶液为空白，测定吸光度（A）。

3. 最后将小鼠脱颈椎处死，分别称取肝、脾重量。按下式计算廓清指数（K）或校正廓清指数（α）。

$$K=\frac{\lg A_1-\lg A_2}{t_2-t_1}$$

$$\alpha=\frac{3\sqrt{K}\times\text{体质量}}{\text{肝重}+\text{脾重}}$$

式中，A_1、A_2 为不同时间所取血样的光密度；t_2-t_1 为取两血样的时间差。

【结果】 汇总各组结果，计算小鼠吞噬指数和吞噬活性的均值（$\bar{x}$）和标准差（s），并进行组间显著性 t 检验，将结果填入表 4-7。

表 4-7　左旋四咪唑对小鼠单核巨噬细胞吞噬功能的影响（$\bar{x}\pm s$）

组　别	动物数(n)	剂量/(mg/kg)	吞噬指数(K 值)	吞噬活性(α 值)
生理盐水				
左旋四咪唑				

【注意事项】

① 印度墨水需用生理盐水稀释 2～4 倍，否则注射后易致动物死亡。

② 尾静脉注射印度墨汁的剂量及眶静脉丛取血的时间要保证绝对准确。

③ 若肝、脾重量差异不是太大，可只计算 K 值。

【思考题】

1. 左旋四咪唑对小鼠单核吞噬细胞吞噬功能有何影响？为什么？

2. 影响本实验的因素有哪些？

实验 34 醋酸泼尼松对小鼠血清溶血素水平的影响

【目的】学习掌握利用鸡红细胞作免疫原的溶血素测定方法，观察醋酸泼尼松对体液免疫功能的影响。

【原理】接受鸡红细胞免疫后的小鼠，可产生抗鸡红细胞抗体（溶血素），这种抗体在体外与鸡红细胞、补体一起温育，即可使鸡红细胞溶解，释放出血红蛋白，使溶液成红色。根据颜色的深浅可反映红细胞溶出量的多少，而红细胞溶血与血清中抗体含量有关。因此，测定其上清液的吸光度，则可间接判断血清中抗体形成的数量，吸光度越大，则说明抗体产生量越多，反之亦然。醋酸泼尼松有显著的抗炎、免疫抑制作用。

【材料】

动物：小鼠，体质量 18～22g，雌雄各半。

药物：0.25%醋酸泼尼松溶液、生理盐水。

试剂：5%生理盐水鸡红细胞混悬液、10%生理盐水豚鼠血清（补体）、苦味酸溶液。

主要器材：分光光度计、离心机、恒温箱、冰箱、小鼠灌胃器、EP 管、移液管、注射器及灌胃针头、小烧杯、眼科镊、毛细玻管、天平、鼠笼。

【方法】

1. 取小鼠 4 只，称重、标记，随机分为两组。各组小鼠腹腔注射 5%生理盐水鸡红细胞混悬液 0.2ml 进行免疫后，甲组灌胃给予 0.25%醋酸泼尼松溶液（0.2ml/10g），乙组灌胃给予等容量的生理盐水。

2. 连续用药 7 天后，各鼠眼眶静脉取血 0.5ml 于 1ml EP 管中，静置 30min，离心，取血清 20μl 用生理盐水稀释 100 倍，取稀释血清 1ml，与 5%生理盐水鸡红细胞混悬液 0.5ml、10%补体 0.5ml 混合于小烧杯中，在 37℃恒温箱中保湿 30min 后，0℃冰箱中终止反应。

3. 离心，取上清液于分光光度计 540nm 处比色，测定吸光度（A），另设不加血清的空白对照，取其上清液作为比色时调“0”的基准。以 A 值读数作为判定血清溶血素的指标，比较各组的差异。

【结果】汇总各组结果，计算各组小鼠血清溶血素的均值（$\overline{x}$）和标准差（s），并进行组间显著性 t 检验，将结果填入表 4-8。

表 4-8 醋酸泼尼松对小鼠血清溶血素生成水平的影响（$\overline{x}\pm s$）

组别	动物数(n)	剂量/(g/kg)	血清溶血素(A)
生理盐水			
醋酸泼尼松			

【注意事项】

① 小鼠血清的稀释及吸取量要确保准确。

② 鸡红细胞混悬液不宜放置过久使用。

【思考题】

1. 醋酸泼尼松对体液免疫功能的影响机制如何？

2. 影响本实验的因素有哪些？

【附注】

1. 5%生理盐水鸡红细胞混悬液的制备　于无菌操作下，从鸡翼下静脉取血，置100ml三角烧瓶中，加入相当于鸡血体积5倍的Alsever's溶液（二水合枸橼酸三钠8.0g，枸橼酸0.5g，无水葡萄糖18.7g，氯化钠4.2g，蒸馏水加至100ml，过滤，分装，10磅❶高压20min，4℃冰箱保存备用)，混匀，4℃冰箱保存，可用2～4周。临用时，用生理盐水洗涤3次，前两次离心速度为1500r/min，离心5min，弃上清液和界面的白细胞层。最后应连续两次离心（2000r/min，离心5min)，直至血细胞比容值恒定，按此值用生理盐水配成5%鸡红细胞混悬液（v/v)。

2. 豚鼠补体的制备　取2～3只豚鼠血，分离血清，混合，然后用生理盐水配成10%（即1∶10）备用。

实验35　环磷酰胺对二硝基氯苯致豚鼠迟发型皮肤过敏反应的影响

【目的】 学习掌握二硝基氯苯（DNCB）法测定豚鼠迟发型皮肤过敏反应；观察环磷酰胺对细胞免疫功能的影响。

【原理】 DNCB是一种小分子半抗原，当将其涂抹于皮肤后，可与皮肤蛋白质（角蛋白和胶原蛋白）结合成全抗原，从而激活T淋巴细胞转化为致敏淋巴细胞。经10～14天致敏后，再以DNCB攻击皮肤，即可致攻击部位迟发型皮肤过敏反应。环磷酰胺能有效抑制细胞免疫。

【材料】

动物：豚鼠，体质量200～250g，雌雄各半。

药物：0.1%环磷酰胺溶液、生理盐水。

试剂：50%二硝基氯苯、1%伊文思蓝、硫化钡、丙酮、苦味酸溶液。

主要器材：分光光度计、注射器、微量注射器、天平、烧杯、眼科镊、手术剪、鼠笼。

【方法】

1. 取豚鼠4只，称重、标记，随机分为两组。各组豚鼠用脱毛剂（硫化钡加水调成稀糊状）脱去背部颈毛。第2天于脱毛的颈部皮肤上滴50% DNCB丙酮溶液2μl/只致敏。致敏4天后，甲组皮下注射法给予0.1%环磷酰胺溶液（0.1ml/100g)，乙组皮下注射等容量的生理盐水，连续给药6天。

2. 致敏10天（连续用药6天）后，各组豚鼠用上述脱毛剂脱去腹部毛，次日于脱毛处皮肤上滴2.5% DNCB丙酮溶液20μl/只进行攻击。攻击后24h，各鼠尾静脉注射1%伊文思蓝溶液（1ml/100g)。30min后，处死豚鼠，剪取腹部蓝染皮肤，剪碎，置于小烧杯中，用1∶1丙酮生理盐水混合液5ml浸泡24h。

3. 将浸泡液过滤，取滤液于分光光度计610nm处比色，测定吸光度（A)，以吸光度

---

❶ 该仪器读表时即以磅为单位，1磅=0.4536kg。

(A)读数作为判定迟发型皮肤过敏反应强度的指标，比较各组的差异。

【结果】 汇总各组结果，计算各组豚鼠皮肤过敏反应的均值（$\bar{x}$）和标准差（s），并进行组间显著性 t 检验，将结果填入表 4-9。

表 4-9 环磷酰胺对豚鼠 DNCB 迟发型皮肤过敏反应的影响（$\bar{x}\pm s$）

组　别	动物数(n)	剂量/(g/kg)	皮肤过敏反应(A)
生理盐水			
环磷酰胺			

【注意事项】

① 因 DNCB 也能使人产生迟发型皮肤过敏反应，故给动物致敏或攻击时，操作者须戴乳胶手套。

② 本实验动物也可用小鼠和兔。

【思考题】

1. 环磷酰胺对细胞免疫功能的影响机制如何？
2. DNCB 致迟发型皮肤过敏反应的原理是什么？

（宣自华　刘雪艳）

第五章 神经系统药物实验

一、中枢神经系统药物实验

（一）镇静催眠药实验方法

1. 行为观察法　一般选用大鼠和小鼠为实验对象，通过给药后，观察动物自主行为活动的一些变化，如是否出现安静、活动减少等外观行为的改变来评价药物的镇静作用。常用的方法有抖笼法、杠杆法、活动计数法、孔板实验法、开阔实验法等，其中抖笼法、杠杆法、活动计数法的实验结果受环境影响较大，有时会出现假阳性结果，而孔板实验法、开阔实验法的实验结果比较精确。

2. 睡眠时间法　本法是通过给药后，观察动物是否出现翻正反射消失及维持时间的长短，来评价药物的催眠作用及其强度。该法是评价镇静催眠药的常用方法，操作简单，现象易于观察，但要严格控制剂量，此外，环境和温度对本法的实验结果有一定的影响。

（二）抗癫痫药实验方法

目前对抗癫痫药的实验研究，主要有体外实验方法和体内实验方法。

1. 体外实验方法　主要有^{3}H-GABA受体结合实验、$GABA_A$受体结合实验、$GABA_B$受体结合实验和体外海马切片实验等，这些方法具有特异性，能够较好地反映药物作用的机制，但要求有特定的实验仪器和设备。

2. 体内实验方法　主要是采用电刺激、药物刺激、局部损伤等方法制备癫痫发作模型，或采用遗传性癫痫动物模型来评价药物的作用。

① 电休克法。本法是利用电流刺激小鼠，诱发其后肢强直性伸展来考察药物的作用，该模型是目前检测具有抗惊厥活性化合物的有效工具。

② 药物刺激法。本法是通过给予致惊剂，如戊四氮、士的宁、异烟肼、毛果芸香碱等，引起动物癫痫和惊厥的发生，从而评价药物的作用。本法是筛选和评价中枢系统活性药物的有效方法之一。

③ 局部损伤法。本法是通过向动物的海马内注射毒性物质或某些中枢损伤剂而诱发癫痫模型，有一定的特异性。

（三）抗惊厥药实验方法

主要是利用电刺激和化学制剂引起动物惊厥，观察药物的影响。常用的致惊剂有戊四氮、士的宁、氨基脲等。本法是筛选中枢神经系统活性药物的有效方法之一。

（四）抗精神失常药实验方法

目前对抗精神失常药的实验研究，主要有体外实验方法、行为学实验和基于作用机制的实验。

1. 体外实验　主要有多巴胺（D）受体分析，包括 D_1 受体分析、D_2 受体分析；D_3 或 D_4 受体结合实验等，这些方法具有特异性，可反映抗精神病药物的活性。

2. 行为学实验　主要通过观察动物的一些外在行为，如活动情况、攻击性、激怒状态等，来评价药物的作用与影响，可用于药物的初步筛选和评价。

3. 基于作用机制的实验　主要有药物对动物的刻板活动、攀爬行为或跳跃活动的抑制等实验，这些方法具有一定的特异性，可较好地反映药物的活性和作用机制。

（五）镇痛药实验方法

1. 化学刺激法　常用各种有害的化学刺激剂如醋酸、酒石酸锑钾或苯醌等刺激动物腹膜，引起急性炎症反应而产生以扭体为特征的典型内脏疼痛反应，用以评价药物的镇痛效果。本法适用于中枢和外周镇痛药的研究，已成为简单的常规药物筛选方法，不足之处是缺乏特异性，因而在解释结果时，常要参考其他实验。

2. 热刺激法　本法是利用大鼠或小鼠的足趾对热敏感，采用金属热板对其产生疼痛刺激，引起动物出现舔后足、踢后腿或跳跃等行为，以舔后足作为痛反应指标。本法适用于中枢镇痛药的评价，方法简单易行，实验现象易于观察，缺点是因镇静、肌松等作用，常出现假阳性；另外实验结果受室温的影响比较大，容易产生误差。

3. 电刺激法　利用鼠尾敏感于任何刺激，采用不同的电流强度刺激鼠尾以产生痛觉反应，从而评价药物的镇痛作用。本法的优点是不仅可观察中枢镇痛药的作用，也可测定高剂量下外周镇痛药的镇痛效果。

此外，还有机械刺激法、热辐射法等，但以化学刺激法和热刺激法最为常用，动物选择多为大鼠和小鼠，以小鼠最为常用。

二、传出神经系统药物实验

1. 整体动物实验　一般是给予传出神经系统药物后，通过观察动物的眼、腺体分泌、血压、骨骼肌等的变化，来考察药物的作用。整体动物实验能较好地反映药物在临床条件下的作用。

2. 离体肠肌实验　是通过观察药物对动物离体肠肌收缩或松弛的影响，来评价药物作用的一种方法。离体实验能直接观察药物对离体肠平滑肌的作用，但有其局限性，适用于初筛。

三、脑血管疾病药实验方法

急性脑血管疾病一般包括缺血性脑卒中和出血性脑卒中，这两类脑卒中都有较高的死亡率。常用的实验方法有以下几种。

1. 缺血性脑卒中实验　主要是通过阻断动物脑部的血流供应，造成脑缺血、脑细胞及脑神经损伤或死亡，模拟缺血性脑卒中后机体出现的病理变化，来评价药物的作用。本法与临床的病理表现较为接近，重复性较好，适用于药物的初步筛选。

2. 出血性脑卒中实验　一般是通过向动物的脑部注射诱导剂诱发其脑出血，从而评价药物的作用。本法比较接近临床上人脑出血的病理过程，可用于药物的初步筛选。

实验 36　戊巴比妥钠对小鼠睡眠时间的影响

【目的】 观察不同剂量的戊巴比妥钠对小鼠睡眠时间的影响。

【原理】 戊巴比妥钠是镇静催眠药，其作用机制是选择性地抑制脑干网状结构上行激活系统，使大脑皮质的兴奋性降低。随着剂量的增加，中枢抑制作用由浅入深，依次产生镇静、催眠、抗惊厥和麻醉作用。本实验通过给予不同剂量的戊巴比妥钠，观察其对小鼠睡眠时间的影响。

【材料】

动物：小鼠，体质量18～22g，雌雄各半。

药物：0.2%、0.3%、0.4%戊巴比妥钠溶液。

试剂：苦味酸溶液。

主要器材：天平、注射器。

【方法】 取小鼠6只，称重、标记，随机分为3组，观察小鼠正常时的活动情况。各组小鼠经腹腔注射不同浓度的戊巴比妥钠溶液（0.2ml/10g），分别置于小笼中，密切观察小鼠的反应，以翻正反射消失为睡眠标准并记录其睡眠时间（翻正反射消失至翻正反射恢复的时间）。

【结果】 汇总各组结果，分别计算各组动物睡眠时间的均值（$\bar{x}$）和标准差（s），并进行组间显著性 t 检验，将结果填入表5-1。

表5-1 戊巴比妥钠对小鼠睡眠时间的影响（$\bar{x}\pm s$）

组别	动物数(n)	剂量/(g/kg)	睡眠时间/min
0.2%戊巴比妥钠			
0.3%戊巴比妥钠			
0.4%戊巴比妥钠			

【注意事项】

① 戊巴比妥钠溶液要新鲜配制，久置易析出结晶。

② 比较各组小鼠出现睡眠反应的快慢和程度。

【思考题】 了解药物剂量和作用的关系对于进行药理学试验和临床用药有何重要意义？

实验37 苯妥英钠抗电惊厥小鼠作用实验

【目的】 学习癫痫强直-阵挛发作（大发作）动物模型的制备方法；观察抗癫痫大发作药物苯妥英钠对动物电惊厥的保护作用。

【原理】 电惊厥是筛选抗癫痫大发作药物的常用病理模型，给小鼠适当的电刺激，可诱发小鼠类似临床癫痫大发作的惊厥反应。以小鼠后肢强直作为惊厥指标，通过观察给药前后惊厥发生的变化，可初步推测药物的抗惊厥作用。

【材料】

动物：小鼠，体质量18～22g，雌雄各半。

药物：0.5%苯妥英钠溶液、生理盐水。

主要器材：药理生理多用仪、天平、注射器、鼠笼。

【方法】

1. 调试仪器 选择药理生理多用仪的适宜参数：①刺激电钮旋至“单次”；②频率置于“4Hz”；③时间选“0.25s”；④后面板开关拨向“电惊厥”方位；⑤电压调节旋钮移至80V左右。

2. 筛选动物 将输出导线的一端插入刺激输出插座，将另一端的两个鳄鱼夹用生理盐水浸润，一只夹在小鼠两耳间的皮肤上，另一只夹在下唇。接通电源，按下“启动”电钮，观察小鼠是否出现前肢屈曲，后肢伸直的强直性惊厥。如果出现此状态，应立即松手使启动电钮复原，记录惊厥用电参数；如未出现强直性惊厥，可逐渐提高电压至100V，并将频率由4Hz转成2Hz，若仍无典型反应，则弃去不用。按此法筛选出的小鼠分别称重、标记，并记录每只小鼠的电刺激参数。

3. 分组给药　选取上法筛选的小鼠4只，随机分为两组，甲组腹腔注射0.5%苯妥英钠溶液（0.1ml/10g），乙组注射等容量生理盐水。

4. 记录结果　给药30min后，观察各鼠的活动情况，再以各鼠原刺激参数给予刺激，观察并记录各鼠给药前后的反应。

【结果】　汇总各组结果，分别计算各组动物频率和电压的均值（$\overline{x}$）和标准差（s），并进行组间显著性t检验，将结果填入表5-2。

表5-2　苯妥英钠对小鼠电惊厥的拮抗作用（$\overline{x} \pm s$）

组别	动物数(n)	剂量/(mg/kg)	给药前		给药后	
			频率/Hz	电压/V	频率/Hz	电压/V
生理盐水						
苯妥英钠						

【注意事项】

① 刺激所用电压可因动物个体差异有所不同，故应从小到大，选择适当强度。

② 切勿将后板上的开关拨向“恒温”。

③ 通电时，两个鳄鱼夹不能相碰，以免短路。

④ 筛选电惊厥阳性小鼠时，必须是电惊厥后可恢复的小鼠，以后肢强直为惊厥指标。

【思考题】　简述苯妥英钠抗癫痫作用的机理及其临床应用。

实验38　地西泮抗药物致小鼠惊厥作用

【目的】　学习动物惊厥模型的制备方法；观察地西泮对戊四氮致小鼠惊厥的抵抗作用。

【原理】　惊厥是由多种原因引起的中枢神经系统过度兴奋的一种症状，表现为全身骨骼肌不自主地强烈收缩；戊四氮作用于脑干及大脑，促使兴奋性突触的易化过程增强，引起惊厥。地西泮主要通过作用于γ-氨基丁酸（GABA）受体，增加Cl^-通道开放频率，增强γ-氨基丁酸能神经的功能而产生中枢抑制作用，具有强大的抗惊厥作用。

【材料】

动物：小鼠，体质量18～22g，雌雄各半。

药物：0.25%地西泮溶液、生理盐水。

试剂：0.6%戊四氮溶液、苦味酸溶液。

主要器材：天平、秒表、注射器、鼠笼。

【方法】

1. 取小鼠4只，称重、标记，随机分为两组。甲组腹腔注射0.25%地西泮溶液（0.1ml/10g），乙组注射等容量生理盐水。

2. 给药后20min，每只小鼠皮下注射0.6%戊四氮溶液（0.1ml/10g），记录惊厥潜伏期（自注射后到发生惊厥反应的时间）和1h内发生惊厥的动物数。

【结果】　汇总各组结果，将结果填入表5-3。

表 5-3 地西泮抗药物致小鼠惊厥作用（$\bar{x}\pm s$）

组别	动物数（n）	剂量/(mg/kg)	惊厥潜伏期/min	惊厥动物数（n）
生理盐水				
地西泮				

【注意事项】

1. 不同给药途径给予戊四氮引起惊厥的剂量不同，且引起动物惊厥所需戊四氮的剂量也因动物种属不同而存在较大差异。

2. 本实验结果与动物品种有关，在做活性比较时应选同一品种。

【思考题】 简述地西泮的作用特点、作用机制和临床用途。

实验 39 氯丙嗪对小鼠自发活动的影响

【目的】 学习药理生理多用仪的使用方法；观察氯丙嗪对小鼠自发活动的影响。

【原理】 氯丙嗪能阻断脑干网状结构上行激活系统外侧部位的 α 受体，抑制特异性感觉传入冲动经侧支向网状结构传导，从而使上行激活系统功能降低，因此对中枢神经系统有特殊的安定作用，能减少动物的自发活动。本实验通过药理生理多用仪来记录小鼠用药前后的活动变化，观察氯丙嗪的安定作用。

【材料】

动物：小鼠，体质量 18～22g，雌雄各半。

药物：0.1%氯丙嗪溶液、生理盐水。

试剂：苦味酸溶液。

主要器材：药理生理多用仪、天平、注射器、鼠笼。

【方法】

1. 调试仪器 将药理生理多用仪前面板上的“计时/计数”开关拨至“计数”，把两端有插头的导线一端插入多用仪的“计数输入”插口，另一端连接活动盒的插口。

2. 记录给药前活动次数 取活动度相近的小鼠 4 只，称重、标记。分别将小鼠放入实验盒内，适应 5min 后，测定其在 10min 内的活动次数，作为给药前的正常对照值。

3. 记录给药后活动次数 将小鼠随机分为两组，甲组腹腔注射 0.1%氯丙嗪溶液（0.1ml/10g），乙组腹腔注射等容量生理盐水。在给药后 30min、60min、90min、120min 分别测定每只小鼠的活动次数（每次 10min）。

【结果】 汇总各组结果，分别计算各组动物给药前后各时间活动计数的均值（$\bar{x}$）和标准差（s），并进行组间显著性 t 检验，将结果填入表 5-4。

表 5-4 氯丙嗪对小鼠自发活动的影响（$\bar{x}\pm s$）

组别	动物数(n)	剂量/(mg/kg)	给药前/次	给药后/次			
				30min	60min	90min	120min
生理盐水							
氯丙嗪							

【注意事项】

① 动物自发性活动的个体差异较大，故以全实验室数据统计，取平均值分析。

② 每次测定的时间为 10min，时间过长动物则逐渐熟悉环境，可导致活动次数减少，此外实验室应保持安静。

【思考题】

1. 氯丙嗪的安定作用有何特点？简述其临床用途。

2. 本方法适用于测定哪些药物？

实验 40　氯丙嗪对小鼠激怒反应的影响

【目的】 学习药理生理多用仪的使用方法；观察氯丙嗪的安定作用。

【原理】 疼痛刺激可诱发小鼠的激怒反应，表现为两鼠竖立、对峙、尖叫、前肢对打、相互撕咬等。氯丙嗪的安定作用可使动物驯服，攻击行为减少。本实验采用电刺激使小鼠激怒，产生攻击行为，观察氯丙嗪的抗激怒作用。

【材料】

动物：小鼠，体质量 18～22g，雄性。

药物：0.1%氯丙嗪溶液、生理盐水。

试剂：苦味酸溶液。

主要器材：药理生理多用仪、激怒盒、天平、注射器、鼠笼。

【方法】

1. 调试仪器　选择药理生理多用仪的适宜参数：①刺激电钮旋至“连续 B”；②频率置于“4Hz”或“2Hz”；③时间选“1.0s”；④后面板开关拨向“激怒”方位；⑤将附件激怒刺激盒用导线与后面板“交流输出”相连接，取出附件盒中的金属板。

2. 筛选动物　取异笼饲养、体质量相近的雄性小鼠，称重、标记、配对，每次取一对小鼠放入激怒盒内。接通电源，调节交流电压输出的强度，由小逐渐增大，直至小鼠出现激怒反应为止，此时电压为给药前激怒反应阈电压。每次刺激时间间隔 30s，可重复几次，如果小鼠不出现激怒反应则淘汰。记录每对小鼠出现激怒反应的刺激参数。

3. 分组给药观察　将筛选出的 2 对小鼠分为两组，甲组腹腔注射 0.1%氯丙嗪溶液（0.1ml/10g)，乙组注射等容量的生理盐水。给药后 20min，分别以给药前阈电压进行刺激，观察并记录两组小鼠给药前后的反应有何不同。然后逐步调整电压，观察此时的阈电压与给药前有何变化。

【结果】 汇总各组结果，分别计算各组动物给药前后阈电压的均值（$\overline{x}$）和标准差（s），并进行组间显著性 t 检验，将结果填入表 5-5。

表 5-5　氯丙嗪对小鼠激怒反应的影响（$\overline{x}\pm s$）

组别	动物数(n)	剂量/(mg/kg)	给药前刺激参数及反应		给药后刺激参数及反应	
			阈电压/V	反应	阈电压/V	反应
生理盐水						
氯丙嗪						

【注意事项】

① 刺激电压应由低到高逐渐增大，过低不引起激怒反应，过高则容易引起小鼠逃避反应。

② 实验过程中，应及时清理激怒刺激盒内小鼠的尿与粪便，保持干燥，以免引起短路。

【思考题】 实验为何筛选异笼饲养并体质量相近的雄性小鼠进行配对。

实验41 阿司匹林对大鼠的解热作用

【目的】 学习发热动物模型的制备方法；观察阿司匹林对发热模型动物的解热作用。

【原理】 2,4-二硝基苯酚作为一种化学性致热剂可用于制造大鼠发热模型；阿司匹林为非选择性环氧合酶（COX），通过抑制环氧合酶使下丘脑PG合成减少而退热。

【材料】

动物：大鼠，体质量180～220g，雄性。

药物：0.5%阿司匹林混悬液、0.5%羧甲基纤维素钠溶液。

试剂：5% 2，4-二硝基苯酚、苦味酸溶液。

主要器材：电子体温计、天平、注射器及灌胃针头、鼠笼。

【方法】 选择健康雄性大鼠测正常体温3次，每次间隔5min，选择肛温在38.5～39.5℃之间、筛选体温变化不高于0.3℃的大鼠作为实验对象。取4只合格大鼠称重、标记，随机分成两组。甲组灌胃0.5%阿司匹林混悬液（1ml/100g），乙组灌胃等容量的0.5% CMC-Na溶液。给药1h后，每只大鼠背部皮下注射5% 2,4-二硝基苯酚（0.2ml/100g）。注射后每30min测肛温2次，取其均值记录，连续测定2h，比较注射前后大鼠的体温变化。

【结果】 统计各组实验结果，分别计算各组动物给药前后各时间肛温的均值（$\bar{x}$）和标准差（s），并进行组间显著性t检验，将结果填入表5-6。

表5-6 阿司匹林对大鼠的解热作用（$\bar{x}\pm s$）

组别	动物数(n)	剂量/(g/kg)	正常体温/℃	给药后肛温/℃					
				30min	60min	90min	120min	150min	180min
羧甲基纤维素钠									
阿司匹林									

【注意事项】

① 2,4-二硝基苯酚致大鼠发热对雄性大鼠较稳定，故选用雄性者较好。

② 试验时室温对发热反应的速度和程度有明显影响，室温最好控制在20～25℃。

③ 测温时温度计末端宜涂少许凡士林或石蜡，插入肛门内的深度应一致，为3～4cm，待显示温度稳定后取出读数。

④ 动物挣扎会影响体温测量结果，测肛温时应尽量温和捉持。

【思考题】 2,4-二硝基苯酚致热的特点以及其他常用的致热剂有哪些？

实验42 罗通定对小鼠的镇痛作用（扭体法）

【目的】 学习用醋酸刺激小鼠产生扭体反应；观察罗通定的镇痛作用。

【原理】 腹膜有广泛的感觉神经分布，把醋酸注入腹腔，可使小鼠很快产生疼痛反应，表现为腹部两侧收缩内陷、臀部抬高、后肢伸展或蠕行等，通称扭体反应；通过计数单位时间内小鼠的扭体反应次数即可考察药物的镇痛作用。罗通定能阻断脑内多巴胺受体，促进脑啡肽和内啡肽的生成而发挥镇痛作用，能明显抑制醋酸所致的小鼠扭体反应。

【材料】

动物：小鼠，体质量18～22g，雌雄各半。

药物：0.1%罗通定溶液、生理盐水。

试剂：0.6%冰醋酸溶液、苦味酸溶液。

主要器材：天平、秒表、注射器及灌胃针头、鼠笼。

【方法】

1. 取小鼠4只，称重、标记，随机分成两组，观察正常活动后，甲组小鼠灌胃0.1%罗通定溶液（0.2ml/10g），乙组灌胃等容量的生理盐水。

2. 给药30min后，每只小鼠腹腔注射0.6%冰醋酸溶液（0.1ml/10g），观察并记录注射冰醋酸后15min内各组小鼠的扭体潜伏期（从注射完毕到发生第1次扭体的时间）和15min内的扭体次数。

3. 按下列公式计算罗通定的镇痛率：

$$镇痛率=\frac{生理盐水组平均扭体次数-罗通定组平均扭体次数}{生理盐水组平均扭体次数}\times 100\%$$

【结果】 汇总各组结果，分别计算各组动物扭体潜伏期、扭体次数和镇痛率的均值（$\bar{x}$）和标准差（s），并进行组间显著性 t 检验，将结果填入表5-7。

表5-7 罗通定对小鼠的镇痛作用（$\bar{x}\pm s$）

组别	动物数(n)	剂量/(mg/kg)	扭体潜伏期/s	扭体次数/次	镇痛率/%
生理盐水					
罗通定					

【注意事项】

① 0.6%冰醋酸溶液宜新鲜配制，因放置时间长了可使其作用减弱。亦可用0.05%酒石酸锑钾溶液（0.2～0.25ml/10g）代替。

② 扭体反应表现为腹部收缩、躯体扭曲、后肢伸展及蠕行等，指标中有任何一项表现都可认为是阳性。

③ 小鼠对疼痛刺激的反应差异很大，根据药理学惯例，只有当给药组比对照组的扭体发生率减少50%以上时，才认为药物有镇痛效果。

【思考题】 罗通定与中枢镇痛药的镇痛作用机理有何不同？

实验43 布洛芬对小鼠的镇痛作用（热板法）

【目的】 学习用热板法测试镇痛药物、比较镇痛效价的方法；观察布洛芬的镇痛作用。

【原理】 小鼠的足底皮肤裸露，其足趾对热刺激非常敏感，在受到热板刺激时产生疼痛反应，出现舔后足、踢后腿或跳跃等行为。以小鼠接触热板到出现舔后足的时间为痛阈，并以此为观测指标。布洛芬可通过抑制体内环氧合酶的活性，减少前列腺素的生成而发挥镇痛作用，因此能明显提高小鼠的痛阈值。

【材料】

动物：小鼠，体质量18～22g，雌性。

药物：0.2%布洛芬溶液、生理盐水。

试剂：苦味酸溶液。

主要器材：热板镇痛仪、天平、注射器及灌胃针头、鼠笼。

【方法】

1. 挑选合格动物　将热板镇痛仪的温度调节在（55±0.5)℃，将雌性小鼠放置于热板上，按下“计时”键，测定其痛阈时间值（以小鼠舔后足为指标)，共测 2 次，每次间隔 5min，取痛阈时间均大于 5s 并不超过 30s 的小鼠作为正式实验使用。

2. 取合格小鼠 4 只，称重、标记，随机分为两组。甲组小鼠灌胃给予 0.2%布洛芬溶液(0.1ml/10g)，乙组小鼠灌胃给予等容量生理盐水。

3. 给药后每 15min、30min、45min、60min、90min 各测痛阈 2 次，取其均值，并按下列公式计算痛阈提高百分率。

$$痛阈提高百分率=\frac{给药后平均痛阈值-给药前平均痛阈值}{给药前平均痛阈值}\times 100\%$$

【结果】　汇总各组结果，分别计算各组动物给药前后不同时间痛阈值的均值（$\bar{x}$）和标准差（s），并进行组间显著性 t 检验，将结果填入表 5-8。

表 5-8　布洛芬对小鼠的镇痛作用（$\bar{x}\pm s$）

组别	动物数(n)	剂量/(mg/kg)	给药前痛阈值/s	给药后痛阈值/s				
				15min	30min	45min	60min	90min
生理盐水								
布洛芬								

【注意事项】

① 因动物个体差异大，故用药前必须挑选，痛阈值在 5～30s 者才合适。

② 小鼠以雌性为好，因雄性小鼠遇热时，睾丸易下垂，阴囊触及热板而使反应敏感。

③ 在测试中，如小鼠在 60s 内仍无反应，应立即取出，以免烫伤足部，其痛阈值以 60s 计算。

④ 室温应严格控制在 13～18℃，以 15℃左右为宜，过低动物反应迟钝，过高则敏感。

⑤ 可用时间作横坐标、痛阈提高率为纵坐标绘制药物镇痛的时效曲线（以全班实验结果统计）。

⑥ 如用药后平均痛阈值减去用药前平均痛阈值得到负数，则以零计算。

【思考题】　罗通定与布洛芬的镇痛作用有何不同？用药时应注意什么？

实验 44　传出神经系统药物对家兔瞳孔的作用

【目的】　熟悉家兔眼部给药方法；观察毛果芸香碱、阿托品、毒扁豆碱和去氧肾上腺素对瞳孔的影响。

【原理】　瞳孔的变化受胆碱能神经和肾上腺素能神经的双重支配。瞳孔括约肌分布有 M 受体，瞳孔开大肌分布有 α 受体，毛果芸香碱可直接兴奋 M 受体，使瞳孔括约肌收缩，瞳孔缩小；阿托品可阻断 M 受体，使神经递质乙酰胆碱（Ach）不能发挥作用，从而使瞳孔括约肌松弛，瞳孔开大肌作用较强，导致瞳孔散大。毒扁豆碱通过抑制胆碱酯酶的活性，使 Ach 增加，兴奋 M 受体，使瞳孔缩小；去氧肾上腺素可直接兴奋 α 受体，使瞳孔开大肌向外周收缩，瞳孔散大。

药物通过直接作用于 M 受体、α 受体，或通过影响神经递质的转化而影响瞳孔的大小。

【材料】

动物：家兔，体质量 2～3kg，雌雄兼用。

药物：1%毛果芸香碱溶液、1%阿托品溶液、0.5%水杨酸毒扁豆碱溶液、1%去氧肾上腺素溶液。

试剂：苦味酸溶液。

主要器材：天平、家兔固定箱、滴管、手术剪刀、量瞳尺。

【方法】

1. 取家兔2只，称重、标记，分别放入兔固定箱内，剪去睫毛，在自然光线下测量并记录正常的瞳孔直径。

2. 用手指将家兔下眼睑拉成杯状，按下列顺序给药（每只眼睛滴4滴药液）。1号兔：左眼滴1%毛果芸香碱溶液，右眼滴1%阿托品溶液；2号兔：左眼滴0.5%水杨酸毒扁豆碱溶液，右眼滴1%去氧肾上腺素溶液。

3. 滴药15min后，在同样强度的光线下，再用量瞳尺分别测量各眼的瞳孔直径。

【结果】 汇总各组结果，分别计算各组动物给药前后瞳孔直径的均值（$\bar{x}$）和标准差（s），并进行组间显著性 t 检验，将结果填入表5-9。

表5-9 传出神经系统药物对家兔瞳孔的影响（$\bar{x}\pm s$）

兔号	眼	药物	动物数(n)	剂量/(g/kg)	瞳孔直径/mm	
					给药前	给药后
1	左	毛果芸香碱				
	右	阿托品				
2	左	水杨酸毒扁豆碱				
	右	去氧肾上腺素				

【注意事项】

① 家兔应无眼疾，测量瞳孔时的光线强度、角度和方向均应前后一致，操作时不可刺激角膜，以免影响瞳孔的大小。

② 滴眼时，应同时用手指压住内眦部位，防止药液通过鼻泪管流入鼻腔，经鼻黏膜吸收而引起中毒。

③ 滴药后应将下眼睑向上合拢，使药液在结膜囊内持续停留约1min，然后放开任其自溢。

④ 滴药量要准确，在眼内停留的时间应保持一致，并使药液与角膜充分接触，以利于药液的吸收。

【思考题】

1. 简述调节瞳孔大小的神经机制。
2. 本实验中，毛果芸香碱和水杨酸毒扁豆碱对瞳孔的作用机制如何？
3. 本实验中，阿托品和去氧肾上腺素对瞳孔的作用机制有何不同？

实验45 N_2受体阻断药对骨骼肌的松弛作用

【目的】 利用家兔垂头实验法观察不同的N_2受体阻断药对骨骼肌的松弛作用，分析其作用原理。

【原理】 运动神经末梢兴奋时释放乙酰胆碱，通过激动运动终板的N_2受体使骨骼肌收缩。N_2受体阻断药通过阻断N_2受体，使乙酰胆碱不能引起运动终板的除极化，导致骨骼肌松弛。新斯的明为易逆性胆碱酯酶，能使乙酰胆碱蓄积，可解救非除极化型肌松药筒箭毒碱所引起的中毒，但可加重除极化型肌松药琥珀胆碱的中毒症状。

【材料】

动物：家兔，体质量2～3kg，雌雄兼用。

药物：0.005%筒箭毒碱溶液、0.01%琥珀胆碱溶液、0.01%新斯的明溶液。

试剂：苦味酸溶液。

主要器材：天平、注射器、酒精棉球。

【方法】

1. 取体质量相近的家兔2只，称重、标记。观察并记录正常活动状况、头部位置、呼吸频率和肢体肌张力情况。

2. 给药　1号兔耳缘静脉注射0.005%筒箭毒碱溶液（3ml/kg），2号兔耳缘静脉注射0.01%琥珀胆碱溶液（2.5ml/kg）。两药均在30s内先注入一半药量，然后再缓慢注入剩余药量。边注射边观察家兔的头部位置、呼吸频率、肢体肌张力和活动情况。

3. 当动物的头部垂下至下颌与实验台面接触，轻叩其头部而不能抬起时，即为垂头阳性指征，此时的药物剂量为垂头剂量。给药后，当家兔出现垂头、呼吸频率减慢及四肢瘫痪时，2号兔立即耳缘静脉注射0.01%新斯的明溶液0.5 ml/kg，继续观察并记录动物的反应情况。

【结果】　汇总各组结果，将动物反应情况填入表5-10。

表5-10　N_2受体阻断药对骨骼肌的松弛作用

编号	药物	给药前状态	给药后状态	新斯的明	
				给药前	给药后
1	筒箭毒碱				
2	琥珀胆碱				

【注意事项】

① 静脉注射肌松药应缓慢恒速，同时要密切观察动物的反应，以便确定垂头剂量。

② 新斯的明应预先准备好，以免耽误救治。

【思考题】　筒箭毒碱、琥珀胆碱产生肌松作用有何不同？新斯的明是否可用于二者引起的中毒？为什么？

实验46　有机磷农药的中毒及其解救

【目的】　观察有机磷农药的毒性作用及中毒症状；掌握有机磷农药中毒的解救方法。

【原理】　有机磷酸酯类为持久性抗胆碱酯酶药，在体内可与胆碱酯酶牢固结合而使其失活，造成体内乙酰胆碱大量蓄积，导致胆碱能神经过度兴奋，产生M样症状、N样症状和中枢神经症状。阿托品为M受体阻断药，可迅速解除M样症状和部分中枢神经症状，但不能使胆碱酯酶复活；氯解磷定为胆碱酯酶复活药，能使失活的胆碱酯酶复活，并可直接与游离的有机磷酸酯类结合成无毒物质，从尿液中排出，从而缓解M样症状、N样症状和中枢症状。

【材料】

动物：家兔，体质量2～3kg，雌雄兼用。

药物：10%敌百虫油混悬液、2.5%氯解磷定溶液、0.5%阿托品溶液。

试剂：苦味酸溶液。

主要器材：天平、注射器、兔开口器、灌胃导管、量瞳尺。

【方法】

1. 取家兔2只，称重、标记。观察下列指标：活动情况、呼吸情况、瞳孔大小、唾液分泌情况、肌张力及有无震颤、大小便等，分别加以记录。

2. 用开口器固定兔嘴，插入胃管，灌入10%敌百虫油混悬液2ml/kg，密切观察并记录家兔的活动情况、呼吸情况、瞳孔大小、唾液分泌情况、肌张力及肌颤、大小便等有何变化。

3. 当家兔出现明显的中毒症状（瞳孔缩小、站立不稳、呼吸急促、肌肉震颤等）时，立即给予解救。1号兔耳缘静脉注射0.5%阿托品溶液（1ml/kg），2号兔耳缘静脉注射2.5%氯解磷定溶液（2ml/kg）。继续观察2只家兔的症状有何变化，并进行比较。

4. 10min后，1号兔静脉注射2.5%氯解磷定溶液（2ml/kg），2号兔静脉注射0.5%阿托品溶液（1ml/kg），观察并记录两只家兔的症状变化。

【结果】 汇总各组结果，将结果填入表5-11。

表5-11 家兔有机磷农药的中毒及其解救

兔号	药物	剂量/(g/kg)	观察指标					
			活动情况	呼吸情况	瞳孔大小	唾液分泌情况	肌张力及肌颤	大小便
1	敌百虫							
	阿托品							
	阿托品＋氯解磷定							
2	敌百虫							
	氯解磷定							
	氯解磷定＋阿托品							

【注意事项】

① 10%敌百虫油混悬液的制备：取敌百虫1g加入植物油至10ml，混合均匀即可。

② 在配制敌百虫油混悬液和制作有机磷农药中毒模型时，应戴口罩、穿工作服并戴橡胶手套，且在操作过程要十分小心，不要弄到皮肤上，防止皮肤黏膜接触毒物后中毒。

【思考题】

1. 有机磷酸酯类的中毒机制是什么？有哪些临床表现？

2. 为什么将阿托品与氯解磷定联合应用来解救有机磷酸酯类的中毒？在救治过程中应注意什么？

实验47 普鲁卡因和丁卡因表面麻醉作用比较

【目的】 学习筛选表面麻醉药物的方法；观察并比较普鲁卡因和丁卡因的表面麻醉作用。

【原理】 神经冲动有赖于细胞膜上Na^+通道的开放与关闭。膜Na^+通道开放造成膜对Na^+的通透性发生变化，引起Na^+的跨膜流动，改变了膜内外电压差形成神经细胞的动作电位。普鲁卡因和丁卡因可阻止Na^+内流，抑制神经细胞动作电位的发生与传导，从而产生局部麻醉作用。

【材料】

动物：家兔，体质量2～3kg，雌雄兼用。

药物：1%普鲁卡因溶液、1%丁卡因溶液。

试剂：苦味酸溶液。

主要器材：家兔固定箱、天平、手术剪、滴管。

【方法】

1. 取家兔1只，放入兔固定箱内，剪去两眼睫毛，分别用兔须轻轻接触两眼角膜的上、中、下、左、右5个位点，观察并记录正常角膜反射情况（即有无眨眼反射）。刺激5点都引起眨眼反射记为5/5（全部阳性），5点均不眨眼记为0/5（全部阴性）。

2. 用拇指和食指将家兔左侧的下眼睑拉成杯状，中指按住鼻泪管，随之向眼内滴入1%普鲁卡因溶液2滴。滴药后应将下眼睑向上合拢并轻轻揉动，使药液与角膜充分接触，并保留约1min，然后放开任其自溢。按同样方法，向右眼中滴入1%丁卡因溶液2滴。

3. 滴药后，两眼每隔5min，分别检测角膜反射1次，直到30min为止。记录并比较两种局麻药的作用。

【结果】 汇总各组结果，分别计算各组动物给药前后不同时间眨眼反射的均值（$\overline{x}$）和标准差（s），并进行组间显著性t检验，将结果填入表5-12（眨眼反射的表示方法是：测试次数为分母，眨眼次数为分子，如测试5次，其中眨眼为2次，则记录为2/5，以此类推）。

表5-12 普鲁卡因和丁卡因表面麻醉作用的比较（$\overline{x}\pm s$）

眼	药物	动物数(n)	剂量/(g/kg)	用药前眨眼反射	用药后眨眼反射					
					5min	10min	15min	20min	25min	30min
左	普鲁卡因									
右	丁卡因									

【注意事项】

① 给药前必须剪去眼睫毛，否则即使角膜已被麻醉，触及眼睫毛时仍可引起眨眼反射造成错误结论。

② 刺激角膜的兔须一定要软硬适中，实验中应用同一根兔须，以确保触力均匀。

【思考题】

1. 常用的局部麻醉方法有哪些？

2. 普鲁卡因和丁卡因常用于哪些麻醉？二者的作用有何不同？

实验48 传出神经系统药物对大鼠血压的影响

【目的】 通过肾上腺素受体激动药和拮抗药对大鼠血压的影响，来观察受体激动药和拮抗药之间的相互作用，并分析药物的作用机制。

【原理】 血压的形成与心室射血、血管阻力和循环血量三因素密切相关，机体通过神经-体液调节机制，特别是交感神经和肾素-血管紧张素-醛固酮两大系统来维持正常的血压。传出神经系统药物是一大类药物，它们可通过激动或阻断分布于心血管上的肾上腺素受体，影响血压形成的三要素，从而引起血压升高或降低。

【材料】

动物：大鼠，体质量180～220g，雌雄兼用。

药物：0.1%肾上腺素溶液、0.2%去甲肾上腺素溶液、0.05%异丙肾上腺素溶液、1%酚妥拉明溶液、0.1%普萘洛尔溶液。上述药物在实验前分别用注射用水稀释成所需要的浓度。

试剂：0.5%肝素生理盐水溶液、20%乌拉坦溶液、苦味酸溶液。

主要器材：①BL-420生物信号处理系统；②附件：塑料三通、万能支架、螺旋夹、动脉套管、动脉夹、气管插管；③手术器械：手术剪刀、手术刀、弯头止血钳、直形止血钳、眼科剪、眼科镊；④其他：注射器、烧杯、大鼠解剖台、天平、手术灯、小儿头皮针、液体石蜡、手术线。

【方法】

1. 麻醉　取大鼠3只，称重后，用20%乌拉坦溶液腹腔麻醉（0.5ml/100g），仰位固定于鼠台上，用棉绳固定门齿，将大鼠颈部拉直，前后肢分别固定。

2. 手术

① 气管插管　沿正中线自颈部到胸骨上缘剪开颈部皮肤，分开皮下组织，露出气管并分离，在气管上剪一“V”形切口，向肺部方向插入气管插管，用手术线扎紧。

② 分离颈总动脉　颈总动脉位于气管的侧面，用眼科镊自动脉下方小心分离周围组织及神经，游离出一段2.5cm左右的颈总动脉通道，并在其下方穿两根白线以备用。

③ 建立静脉通道　剪开大鼠左腿（或右腿）的侧面皮肤，可见股静脉，向心端插入小儿头皮针建立静脉通道，由静脉注入0.5%肝素生理盐水0.1 ml/100g。

④ 插入动脉插管　颈总动脉插管内用0.5%肝素生理盐水充满，排尽气泡，连于血压换能器上。将颈总动脉下穿的两根线远心端结扎，近心端用动脉夹夹住，在远心端的向心方向用眼科剪剪一个“V”形切口，于向心方向将含有抗凝剂的动脉插管插入颈总动脉内，然后打结固定，打开生物信号处理系统，调节至血压记录状态，松开动脉夹，“三通”拨至“通”状态，血压曲线开始出现，待血压曲线稳定后，即可开始给药。

3. 给药并观察血压变化

（1）观察肾上腺素受体激动药对血压的影响　先记录一段正常曲线，然后按以下次序分别给药：0.001%肾上腺素0.05ml/100g、0.001%去甲肾上腺素0.05ml/100g、0.00025%异丙肾上腺素0.05ml/100g。

（2）观察应用α受体阻断药后，肾上腺素受体激动药对血压的影响　0.5%酚妥拉明0.1ml/100g缓慢推入，用药2～5min后，再重复第一组3种肾上腺素受体激动药。

（3）观察应用β受体阻断药后，肾上腺素受体激动药对血压的影响　0.1%普萘洛尔0.15ml/100g缓慢推入，用药5min后，再重复第一组3种肾上腺素受体激动药。

【结果】　汇总各组结果，分别计算各组动物血压值的均值（x）和标准差（s），并进行组间显著性t检验，将结果填入表5-13。

表5-13　传出神经系统药物对大鼠血压的影响（$\bar{x} \pm s$）

组别	药物 /(g/ml)	给药量 /(ml/100g)	动物数 (n)	剂量 /(mg/kg)	血压值 /mmHg
第一组	0.001%肾上腺素(A)	0.05			
	0.001%去甲肾上腺素(B)	0.05			
	0.00025%异丙肾上腺素(C)	0.05			
第二组	0.5%酚妥拉明 ＋ A	0.1＋0.05			
	0.5%酚妥拉明 ＋ B	0.1＋0.05			
	0.5%酚妥拉明 ＋ C	0.1＋0.05			
第三组	0.1%普萘洛尔 ＋ A	0.15＋0.05			
	0.1%普萘洛尔 ＋ B	0.15＋0.05			
	0.1%普萘洛尔 ＋ C	0.15＋0.05			

【注意事项】

① 分离血管和神经时，动作要轻柔；在剪切颈总动脉的“V”形切口时，一定要十分小心，否则容易剪断动脉。

② 每次给药时，一定要等前一种药物引起的血压变化基本恢复后再给药，以保证观察

结果的准确性。

【思考题】

1. 肾上腺素、去甲肾上腺素和异丙肾上腺素 3 种药物的血压曲线有何特点？并分析其原理。

2. 酚妥拉明和普萘洛尔对上述药物的血压曲线有何影响？

实验 49 尼莫地平对大鼠脑梗死的保护作用

【目的】 学习大鼠脑梗死模型的制备方法；观察尼莫地平的作用。

【原理】 将大鼠大脑中动脉（MCA）永久性地阻断，可使动物产生严重的神经学缺损及基底节和皮层梗死。由于胞外 Ca^{2+} 大量内流造成胞内 Ca^{2+} 的超载，是引起缺血性脑损伤和兴奋性神经毒性的重要因素，因而 Ca^{2+} 通道阻滞剂尼莫地平可改善脑梗死所引起的神经损伤。

【材料】

动物：大鼠，体质量 180～220g，雌雄各半。

药物：0.125%尼莫地平溶液、生理盐水。

试剂：20%乌拉坦溶液、0.2%硝基四氮唑蓝溶液、苦味酸溶液。

主要器材：手术器械、天平、大鼠解剖台、电烙铁。

【方法】

1. 取大鼠 6 只，称重、标记，随机分为 3 组——假手术组、模型组和尼莫地平组，尼莫地平组腹腔注射 0.125%尼莫地平溶液（0.2ml/100g），假手术组和模型组注射等容量生理盐水，连续给药 4 天。于末次给药 0.5h 后，各组大鼠腹腔注射 20%乌拉坦溶液麻醉（0.5 ml/100g），颈部正中切口，分离并结扎右侧颈总动脉，大鼠侧卧位固定于大鼠解剖台，在右眼与右耳连线中点切口，分离颞肌，暴露颧突及颞骨，在颧突的头端 1～2mm 处，开一约 3mm×4mm 的骨窗，暴露大脑中动脉（MCA），将 MCA 灼断，缝合切口。

2. 动物清醒后，参考 Bederson 法，观察缺血后 6h、24h 动物神经症状（提鼠尾，左前肢内收者 1 分，向左侧推动阻力下降者 2 分，左前肌力下降者 2 分，运动减少者 1 分，共 6 分），最后处死动物，取右大脑半球，切成 5 片，放入 0.2% 硝基四氮唑蓝溶液中，在 37℃ 温育 30min，仔细挖取并称重没有被染成蓝色的梗死组织，并求出其占脑半球重量的百分比。

【结果】 汇总各组结果，分别计算各组动物神经症状评分和梗死百分率的均值（$\bar{x}$）和标准差（s），并进行组间显著性 t 检验，将结果填入表 5-14。

表 5-14 尼莫地平对大鼠脑梗死的保护作用（$\bar{x} \pm s$）

组别	动物数（n）	剂量 /(mg/kg)	神经症状评分		梗死百分率/%
			6h	24h	
假手术组					
模型组					
尼莫地平组					

【注意事项】

① 本法需要开颅，注意减小手术性损伤的范围。

② 电凝时尽量将大脑中动脉挑起，使血管内血量减少，避免电凝不完全造成的出血。

③ 本法手术后产生的梗死面积在 15%～24%。

【思考题】 治疗脑梗死的药物主要有哪些？尼莫地平治疗脑梗死的主要机制是什么？

（徐红梅）

第六章 呼吸系统药物实验

1. 镇咳药实验方法

(1) 化学刺激法　常用氨水、二氧化硫、硫酸、枸橼酸、醋酸的气雾或气体刺激呼吸道皮下的感受器，引发咳嗽。本法引起的咳嗽比较接近生理性咳嗽，且刺激强度可以初步定量，缺点是同一动物不能在短时间内反复利用。

(2) 机械刺激法　通过特制的气管插管，将羽毛之类插入气管并上下拉动，可以引发咳嗽。本法简单易行，不需特殊的仪器，同一动物可在短时间内重复进行，缺点是刺激强度不易控制，无法进行定量比较。

(3) 电刺激法　用电流刺激咳嗽反射弧传入神经通路上的任何环节，均可引起咳嗽。常用的刺激部位有两处：①喉上神经，多采用猫或豚鼠；②气管黏膜，多采用豚鼠或犬。本法在短时间内连续使用，不致“钝化”，且刺激强度可准确定量，通过测定电流的引咳阈值以评价药物的镇咳作用。如果需判断药物的镇咳作用是否属于中枢性的，可直接刺激延髓的咳嗽中枢。

最常用的是化学物质刺激、机械刺激和电刺激引咳。动物选择以猫的咳嗽发射最为敏感，但猫的价格较贵。豚鼠对化学刺激或机械刺激都很敏感，刺激其喉上神经亦能引起咳嗽，且一般实验室较易得到，因此，豚鼠是筛选镇咳药常用的动物。家兔对化学刺激或电刺激不敏感，很少使用，小鼠和大鼠用化学刺激也能诱发咳嗽。通常先用小鼠、大鼠或豚鼠进行初筛，然后再用猫或犬进行复筛与作用机制分析。

麻醉药能抑制咳嗽发射，影响实验结果。如果实验需要麻醉，最好选择长效的乌拉坦与氯醛酸以保证实验过程中条件的相对稳定，避免使用吸入麻醉剂。

2. 祛痰药实验方法

筛选祛痰药有直接收集气管分泌液法和测定气管的酚红排泌量法。此外，呼吸道黏膜纤毛运动对于排痰也有重要作用，因此观察纤毛运动也有助于祛痰药的研究和评价。

(1) 收集气管分泌液法　最好用猫、犬等大动物进行。也可将大鼠进行浅麻醉，取细玻管插入气管内，使分泌液通过毛细血管作用进入玻管，从收集的液体量来判断药物的祛痰作用。

(2) 酚红排泌量测定法　此法简单易行，缺点是不够精确，仅能用于初筛。

3. 平喘药实验方法

(1) 离体气管实验　常用的有气管容积法、气管链法、支气管灌流法等。离体实验能直接观察药物对气管平滑肌的作用，但有其局限性，适用于初筛。

(2) 整体动物实验　给动物喷入组胺、乙酰胆碱等过敏递质的气雾，引起哮喘发作，以观察药物的保护作用。整体动物较能反映药物在临床条件的平喘作用。

支气管平滑肌对药物反应有明显的种属差异，其中以豚鼠最为敏感，也最常用。由于哮喘是变态反应的一种表现，因此研究平喘药时尚需结合使用一些免疫学的实验方法。

实验50　喷托维林对小鼠氨水引咳的镇咳作用

【目的】 学习小鼠氨水喷雾引咳法；观察喷托维林的镇咳作用。

【原理】 氨水为具有刺激性的化学物质，通过空气压缩机连接玻璃喷雾头，均匀地将浓氨水喷入密闭容器中，小鼠吸入氨水气雾后即可刺激支气管黏膜的感受器，引起咳嗽，通过计数单位时间内小鼠的咳嗽次数可分析药物的镇咳作用。镇咳药喷托维林抑制咳嗽中枢或降低呼吸道感受器敏感性而达到镇咳目的。

【材料】

动物：小鼠，体质量 18～22g，雌雄各半。

药物：0.1％喷托维林溶液，生理盐水。

试剂：浓氨水（25％～27％氢氧化铵溶液）、苦味酸溶液。

主要器材：超声雾化器、橡皮管、玻璃钟罩（容积为500ml）、小儿听诊器、天平、秒表、注射器及灌胃针头。

【方法】

1. 取小鼠 4 只，称重、编记，随机分为两组，置于钟罩内，观察它们的正常活动和呼吸特点。甲组灌胃 0.1％喷托维林溶液（0.2ml/10g），乙组灌胃等容量生理盐水。

2. 给药后 20min，将 2 只小鼠分别放入玻璃钟罩内，打开通过橡皮管与之相连的超声雾化器，将氨水的气雾均匀地喷入钟罩内，喷雾 10s，让小鼠在钟罩内停留 2min，而后从钟罩内取出。

3. 将小鼠取出后立即置入另一钟罩内，用小儿听诊器从钟罩口上察听小鼠的咳嗽声。记录各鼠的咳嗽潜伏期（从开始喷雾到发出第 1 次咳嗽的时间）和 3min 内的咳嗽总次数。

【结果】 汇总各组结果，分别计算各组动物咳嗽潜伏期和 3min 内咳嗽次数的均值（$\overline{x}$）和标准差（s），并进行组间显著性 t 检验，将结果填入表 6-1。

表 6-1 喷托维林对小鼠氨水引咳的镇咳作用（$\overline{x}\pm s$）

组 别	动物数(n)	剂量/(mg/10g)	咳嗽潜伏期/s	3min 内咳嗽数/次
生理盐水				
喷托维林				

【注意事项】

① 无特制的玻璃喷雾瓶，可用喷色层分析显色剂的瓶子代替。如无空气压缩机或喷雾装置，也可用其他简易装置代替。比如自制水浴蒸发装置，在沸水浴上蒸发 1ml 浓氨水，让氨水蒸气刺激小鼠 45s，而后取出观察。

② 若无小儿听诊器也可用肉眼观察小鼠的咳嗽，其表现以腹肌收缩（胸缩），同时张大嘴为准，有时可有咳声，需与喷嚏区别，观察必须细致。

③ 每只鼠喷雾氨水量要一致。

④ 如需定量评价药物的镇咳作用，可以 EDT_{50}（半数小鼠喷雾致咳时间）的延长程度为指标，即逐一测定每只小鼠喷雾致咳时间，然后用序贯法（上下法）算出全组动物的 EDT_{50}。

【思考题】

1. 镇咳药物分为哪几类，各类分别具有什么特点？

2. 如何保证观察小鼠咳嗽动作的一致性？

实验 51 右美沙芬对豚鼠枸橼酸引咳的镇咳作用

【目的】 学习豚鼠枸橼酸喷雾引咳法；观察右美沙芬的镇咳作用。

【原理】 豚鼠对化学刺激物或机械刺激都很敏感，刺激后能诱发咳嗽；刺激其喉上神经亦能引起咳嗽，是筛选镇咳药常用的动物。枸橼酸为具有刺激性的化学物质，通过空气压缩机连接玻璃喷雾头，均匀地将浓枸橼酸喷入密闭容器中，豚鼠吸入枸橼酸气雾后即可刺激呼吸道上皮下的感受器，引起咳嗽，通过计数单位时间内豚鼠的咳嗽次数和潜伏期可分析药物的镇咳作用。

【材料】

动物：豚鼠，体质量200～250g，雌雄兼用。

药物：0.2%右美沙芬溶液、生理盐水。

试剂：17.5%枸橼酸溶液、苦味酸溶液。

主要器材：超声雾化器、橡皮管、玻璃钟罩（容积为2～4L）、天平、注射器及灌胃针头。

【方法】

1. 取豚鼠4只，称重、标记，随机分为两组，甲组灌胃0.2%右美沙芬溶液（1ml/100g），乙组灌胃等容量生理盐水，灌胃后观察它们的正常活动和呼吸特点。

2. 给药后1h，将豚鼠分别放入玻璃钟罩内，打开通过橡皮管与之相连的超声雾化器，以600mmHg的压力将枸橼酸的气雾均匀地喷入钟罩内，喷雾1min，让豚鼠在钟罩内停留5min，记录豚鼠咳嗽潜伏期（从开始喷雾到发出第1次咳嗽的时间）和5min内的咳嗽次数。

【结果】 汇总各组结果，分别计算各组动物咳嗽潜伏期和5min内咳嗽次数的均值（$\overline{x}$）和标准差（s），并进行组间显著性t检验，将结果填入表6-2。

表6-2 右美沙芬对豚鼠枸橼酸引咳的镇咳作用（$\overline{x}\pm s$）

组别	动物数(n)	剂量/(g/kg)	咳嗽潜伏期/s	5min内咳嗽数/次
生理盐水				
右美沙芬				

【注意事项】

① 豚鼠的咳嗽声响亮，应以听到的计算。

② 实验前须对豚鼠进行咳嗽敏感性筛选，5min内咳嗽次数少于10次或大于30次者弃除。

③ 每只豚鼠枸橼酸喷雾量要一致。

【思考题】 常用的咳嗽模型有哪几种？各有何优缺点？

实验52 氯化铵对小鼠气管酚红排泌量的影响

【目的】 学习酚红从呼吸道分泌法；观察药物对小鼠的祛痰作用。

【原理】 利用指示剂酚红自小鼠腹腔注射并经腹腔吸收后，可部分地由支气管黏液腺分泌，有祛痰作用的药物在使支气管分泌液增加的同时，其由呼吸道黏膜排出的酚红量也随之增多。因而可从药物对气管内酚红排出量的影响来观察其祛痰作用。

【材料】

动物：小鼠，体质量18～22g，雌雄各半。

药物：3.33%氯化铵溶液、生理盐水。

试剂：0.5%酚红溶液、5%碳酸氢钠溶液、苦味酸溶液。

主要器材：分光光度计、离心机、手术器械、注射器及灌胃针头、天平、试管、试管架、丝线。

【方法】

1. 取禁食不禁水 8～12h 小鼠 4 只，称重、编记，随机分为两组，甲组灌胃 3.33%氯化铵溶液（0.3ml/10g），乙组灌胃给予等容量生理盐水。

2. 30min 后，由腹腔注射 0.5%酚红溶液（0.5ml/只）。

3. 30min 后，颈椎脱臼处死小鼠。仰位固定于手术板上，剪开颈前皮肤，分离气管，剥去器官周围组织，剪下自甲状腺骨至气管分支处的一段气管，放进盛有 3ml 生理盐水的试管中冲洗，再加入 5%碳酸氢钠溶液 0.1ml 离心。取上清液，用分光光度计（波长 546nm）测定 A 值，计算祛痰指数，与对照组比较。

$$祛痰指数=\frac{给药组A值}{对照组A值}\times 100\%$$

【结果】 汇总各组结果，计算给药组与对照组各动物酚红排泌量的 A 值和祛痰指数的均值（$\overline{x}$）和标准差（s），并进行组间显著性 t 检验，将结果填入表 6-3。

表 6-3 氯化铵对小鼠气管酚红排泌量的影响（$\overline{x}\pm s$）

组　别	动物数(n)	剂量/(g/kg)	A 值	祛痰指数/%
生理盐水				
氯化铵				

【注意事项】

① 给药至处死动物时间必须准确。

② 解剖时，需将气管周围组织去除干净，气管段周围如果黏附有血液应立即用滤纸吸净。

【思考题】 根据实验结果，分析氯化铵祛痰作用的机制可能是什么？

【附注】

1. 小鼠呼吸道酚红冲洗法　实验动物分组和给药方法等同上，腹腔注射酚红溶液后 30min，小鼠颈椎脱臼处死，仰位固定于手术板上，剪开颈前皮肤，分离气管，于喉头下将磨平的 7 号针头插入气管内约 0.3cm，用丝线由气管下结扎固定后，用 1ml 注射器吸取 5%碳酸氢钠溶液 0.5ml，通过针头来回灌洗呼吸道 3 次，最后 1 次将灌洗液抽出注入试管中。按上述方法连续操作 3 次，冲洗共 9 次，收得灌洗液 1.5ml，置于试管中，离心后取上清液，用分管光度计测定 A 值，然后从标准曲线查出其酚红排泌量，与对照组比较，并进行统计学处理。

2. 酚红标准曲线的制备　用分析天平准确称取一定量的酚红，以 5%碳酸氢钠溶液溶解，使每 1ml 含酚红 100μg。然后依次稀释，配成每 1ml 含酚红 0.01μg、0.1μg、0.5μg、0.7μg、1μg、3μg、5μg、10μg，用分光光度计测定 A 值。以酚红剂量为横坐标，A 值为纵坐标，制作标准曲线。

3. 注意

① 用呼吸道冲洗法时，碳酸氢钠溶液用量要准确。

② 灌洗时动作要轻，以免穿破气管或肺脏，抽推速度也应尽可能相同，并尽可能将洗液抽尽。

实验 53　溴己新对家鸽气管纤毛运动的影响

【目的】 学习气管纤毛运动带动墨汁运动的方法；观察溴己新的祛痰作用。

【原理】 气管内膜布满纤毛上皮，纤毛不断地协调向上运动，可促进痰液的排出。通过测定鸽子气管纤毛运动带动墨汁运行一段距离所经历的时间，或是在一定时间内运行的距离，就可以了解药物对气管纤毛运动的速度，从而了解药物的祛痰作用。

【材料】

动物：家鸽，体质量 300g 左右，雌雄兼用。

药物：0.02%溴已新溶液、生理盐水。

试剂：印度墨汁、苦味酸溶液。

主要器材：冷光源、目测微尺、眼科镊、剪刀、注射器、秒表、脱脂棉球。

【方法】

1. 取家鸽 4 只，称重、标记，随机分为两组，甲组灌胃 0.02%溴已新溶液（1ml/100g），乙组灌胃给予等容量的生理盐水。

2. 药后 1h，在暗室内手持家鸽颈部拉直与水平面平行，拔除软骨到胸骨段充分暴露，并小心地将气管表面外膜剥离干净。

3. 然后从靠心脏端将 4 号针头（斜面朝向头部）垂直插入气管后，再将针头偏向胸骨端，使针头斜面贴进气管壁，细心地注入约 0.02ml 印度墨汁，在冷光源下，观察 1min 内墨汁向前运动的距离。

【结果】 汇总各组结果，分别计算各组动物 1min 内墨汁移行距离的均值（$\overline{x}$）和标准差（s），并进行组间显著性 t 检验，将结果填入表 6-4。

表 6-4 溴已新对家鸽气管纤毛运动的影响（$\overline{x}\pm s$）

组　别	动物数(n)	剂量/(g/kg)	墨汁移行距离/cm
生理盐水			
溴已新			

【注意事项】

① 剥离气管时需小心将气管周围组织和气管表面外膜分离干净，勿伤两侧神经和血管。

② 家鸽颈部应保持水平面，注入印度墨汁时应小心，针头向下，斜面贴进气管壁。

【思考题】

1. 气管黏膜纤毛运动与祛痰的关系怎样？

2. 本实验是怎样通过观察家鸽气管纤毛运动以了解溴已新的祛痰作用的？

实验 54 氨茶碱对组胺喷雾引喘豚鼠的平喘作用

【目的】 学习磷酸组胺喷雾引喘法；观察平喘药的平喘作用。

【原理】 氨茶碱有阻断腺苷受体的作用，从而松弛支气管平滑肌。本实验使用磷酸组胺造成哮喘模型，观察氨茶碱的平喘作用。

【材料】

动物：豚鼠，体质量 150g 左右，雌雄兼用。

药物：12.5%氨茶碱溶液、生理盐水。

试剂：1mg/ml 磷酸组胺溶液、苦味酸溶液。

主要器材：喷雾装置（可用超声雾化器）、天平、注射器、秒表。

【方法】

1. 实验前 1 天由准备室预选取体质量 150g 左右豚鼠若干只，分别置喷雾箱内，以

55.3～66.6kPa（400～500mmHg）压力喷入1mg/ml磷酸组胺溶液。动物在吸入该药物后经过一段潜伏期即产生“哮喘反应”。“哮喘反应”可分为4级，Ⅰ级呼吸加速，Ⅱ级呼吸困难，Ⅲ级抽搐，Ⅳ级呈现跌倒。多数动物在90s内即可出现Ⅲ级或Ⅳ级反应，一般不超过150s，超过150s者可认为不敏感，不予选用。

2. 每组取前1天筛选合格的豚鼠4只，称重、标记，随机分为两组，甲组腹腔注射12.5%氨茶碱溶液（1ml/kg），乙组腹腔注射等容量的生理盐水。

3. 30min后分别放入喷雾装置内。随即按预选时的同样条件分别喷入1mg/ml磷酸组胺溶液，记录喷雾开始至症状出现（以抽搐、跌倒为准）的时间作为潜伏期。

【结果】 汇总各组结果，分别计算各组动物哮喘潜伏期的均值（$\overline{x}$）和标准差（s），并进行组间显著性t检验，将结果填入表6-5。

表6-5　氨茶碱对组胺喷雾引喘豚鼠的平喘作用（$\overline{x}\pm s$）

组　别	动物数(n)	剂量/(mg/kg)	哮喘潜伏期/s
生理盐水			
氨茶碱			

【注意事项】

① 豚鼠必须选用幼鼠，且体质量不超过200g。

② 实验前1天要对动物进行预选，150s内出现哮喘的豚鼠为合格的敏感动物。

③ 每鼠每日只能测定1次引喘潜伏期，同一日多次测定会影响实验结果。

【思考题】

1. 还有哪些药物具有平喘作用？

2. 氨茶碱的平喘机制是什么？

实验55　肾上腺素对豚鼠离体气管平滑肌的影响

【目的】 学习动物离体气管螺旋条的制作方法；观察肾上腺素对豚鼠离体气管螺旋条的松弛作用。

【原理】 豚鼠气管剪成螺旋条后放入营养液中，并加以一定负荷，通过肌力换能器将药物对气管条作用所产生的张力变化转变为电信号，放大后可由记录仪描记出气管条的舒缩曲线。本实验先用组胺、乙酰胆碱使豚鼠离体气管螺旋条收缩，后用肾上腺素、阿托品使之松弛，从而验证药物的平喘作用。

【材料】

动物：豚鼠，体质量400g左右，雌雄兼用。

药物：0.01%肾上腺素溶液、0.2%阿托品溶液。

试剂：克-亨氏营养液、0.1%组胺溶液、0.05%乙酰胆碱溶液、生理盐水。

主要器材：麦氏浴槽、超级恒温器、生理记录仪、肌力换能器、手术器械、玻璃培养皿、氧气瓶、缝针、丝线、注射器、量筒。

【方法】

1. 实验前将超级恒温器加热，使水温恒定在（37±0.5）℃。将麦氏浴槽与超级恒温器连接，麦氏浴槽内加入20ml克-亨营养液，并通适当氧气备用。另取10ml克-亨营养液加入玻璃培养皿中，通适当氧气备用。

2. 取体质量400～500g豚鼠2只，用木槌击打头部致死。迅速由腹面正中切开颈部皮肤和皮下组织，分离出气管，自甲状软骨下至气管分叉处将气管全部剪下，放入盛有营养液的培养皿中，仔细剔除气管周围的结缔组织，在营养液中，将气管剪成螺旋条带，一段气管可制成2～3个螺旋条。在气管条两端各用缝针穿一根线，将其一端系在“L”形通气管的钩上，小心放入麦氏浴槽内，不断向麦氏浴槽中通入氧气。保持每分钟40～60个气泡。

3. 将一个重2g砝码挂于肌力换能器上，记录2g负荷使描笔上升的高度。取下砝码，将气管条的另一端用线连接于换能器上，调节其张力，使描笔刚好升高到2g负荷的高度，此时气管条所承受的拉力即为2g。让气管条在营养液中平衡20～30min，连通记录仪电源，记录一段正常曲线，然后依次加入下述药物，观察其反应。

① 加入0.1%组胺溶液0.2ml，当气管平滑肌张力升到最高点时加入0.01%肾上腺素溶液0.2ml。

② 更换营养液3次恢复平衡后，加入0.05%乙酰胆碱0.2ml，当气管平滑肌张力升到最高点时加入0.2%阿托品溶液0.2ml。

③ 对照组可用同体积生理盐水，观察比较。按下式计算药物的解痉率：

$$\text{解痉率}=\frac{\text{给药前曲线高度}-\text{给药后曲线高度}}{\text{给药前曲线高度}}\times 100\%$$

【结果】 汇总各组结果，分别计算各组动物解痉率的均值（$\overline{x}$）和标准差（s），并进行组间显著性t检验，将结果填入表6-6。

表6-6 肾上腺素对离体器官平滑肌解痉作用的影响（$\overline{x}\pm s$）

组别	样本数(n)	曲线高度			解痉率/%
		基础收缩	致收缩后	给药后	
生理盐水					
肾上腺素					
阿托品					

【注意事项】

① 在操作过程中，避免过度牵拉气管平滑肌。

② 气管条标本不可在空气中暴露过久。

【思考题】

1. 肾上腺素和阿托品对气管平滑肌的作用有何临床意义？

2. 肾上腺素拮抗组胺和阿托品拮抗乙酰胆碱的机制是否相同？

（戴　敏）

第七章 消化系统药物实验

消化系统由消化道和与其相连的许多消化腺组成，消化道通过运动使其内容物得到混合并向其远端推送，消化腺通过分泌消化液消化食物，使食物被分解为小分子物质有助于吸收。消化系统药理研究主要包括消化器官运动实验、消化器官分泌实验、抗溃疡、抗实验性肝损伤、利胆等药理实验方法。消化器官运动实验方法分为离体消化道器官实验和在体消化道器官实验。

1. 离体器官标本实验　动物离体标本消化道平滑肌具有肌源性运动的特点，动物离体的肠段、胆囊乃至胃肠肌片，只要具有合适的存活环境就可保持其运动机能。标本制备一般选用兔、豚鼠、大鼠等动物的消化器官肠段或肌片，在恒温及充氧的营养液中通过张力传感器与记录仪连接，将药物直接加入浴槽内，描记胃肠平滑肌收缩振幅、收缩频率、收缩张力的变化。这是药理学研究中常用的离体实验方法，具有实验条件较易控制、操作较简单、应用较广的优点。

2. 在体动物实验　利用整体动物观察消化道的方法很多，诸如胃排空、肠推进、肠管悬吊法、内压测定法、生物电记录法、腹窗直视法以及 X 射线检查等。各方法互有所长，也互有不足，在进行药理研究时可以酌情选用。

3. 抗溃疡作用实验　是建立在实验性溃疡模型基础上，观察药物对胃黏膜损伤的保护作用。主要分为急性溃疡模型和慢性溃疡模型两大类。急性溃疡模型有幽门结扎模型、应激性模型、药物诱发性模型和黏膜坏死性模型等；慢性溃疡模型有醋酸灼烧性模型、热烧性模型等。实验动物大多选用大鼠。同时还可测定胃组织中相关活性物质的含量，如前列腺素、氨基已糖、cAMP、5-羟色胺、组胺等物质和胃黏膜血液量等指标对药物作用机制进行研究。

4. 抗实验性肝损伤的实验　抗急性中毒性肝炎、肝坏死实验一般选用四氯化碳肝损伤模型、D-半乳糖胺肝损伤模型、对乙酰氨基酚（扑热息痛）肝损伤模型等；抗脂肪肝、肝纤维化、肝硬化实验选用乙硫氨酸脂肪模型、二甲基亚硝胺肝纤维化模型、四氯化碳反复给予肝硬化模型等；阻塞性黄疸模型选用异硫氨酸酯或胆管结扎致胆汁淤积型模型；免疫性肝损伤模型一般选取异种或同种动物肝脏提取物作为抗原免疫纯系小鼠制备。检测的指标有血清或肝脏天冬氨酸氨基转移酶（AST）、丙氨酸氨基转移酶（ALT）活性，P450 活性，肝糖原、血清总蛋白、白蛋白含量，血氨、胆红素浓度等。抗肝纤维化药物还可检测肝脏胶原蛋白含量等，同时可进行病理组织学观察。

5. 利胆实验　选用正常大鼠进行胆汁测定，离体胆囊肌片舒缩活动描记、整体动物胆道内压测定；观察测定细菌性胆管炎模型动物胆汁成分含量、流量、奥狄括约肌张力等；对胆石标本进行胆固醇、钙、胆红素等成分含量测定。

实验 56　氢氧化铝对大鼠胃黏膜的保护作用

【目的】 了解大鼠急性胃溃疡模型的造模方法；观察氢氧化铝对胃黏膜的保护作用。

【原理】 乙醇可通过减少胃黏膜中前列腺素、氨基己糖含量，降低胃黏膜血流量，减少胃黏膜跨膜电位差引起胃黏膜微循环障碍等，从而破坏了胃黏膜屏障的完整性导致胃溃疡。氢氧化铝是一类弱碱性物质，口服后能降低胃内容物酸度，从而解除胃酸对胃、十二指肠黏膜的侵蚀和对溃疡面的刺激，并降低胃蛋白酶活性，发挥缓解疼痛和促进愈合的作用。

【材料】

动物：大鼠，体质量 200～250g，雌雄各半。

药物：3%氢氧化铝溶液、生理盐水。

试剂：无水乙醇、1%甲醛溶液（福尔马林液）、苦味酸溶液。

主要器材：大鼠固定板、天平、注射器及灌胃针头、手术器械、直尺。

【方法】 取禁食不禁水 24h 大鼠 4 只，称重、标记，随机分为两组。甲组灌胃 3%氢氧化铝溶液（1ml/100g），乙组灌胃等容量生理盐水，1h 后每只大鼠灌服无水乙醇（1ml/100g），1h 后处死动物，取胃，结扎贲门和幽门，由幽门注入 1%甲醛溶液 10ml，再将胃浸泡于 1%甲醛溶液中 10min，以固定胃内皮外层，沿胃大弯剪开胃，冲洗去胃内容物，将胃展平，用棉球轻轻拭去附挂于胃黏膜上的血丝，观察腺胃部的胃黏膜损伤程度，可见黏膜充血、水肿、纵行深褐色条索状溃疡。将每只大鼠所有损伤长度的总和作为该大鼠的溃疡指数。

也可用评分的半定量方式表示溃疡指数：有瘀血点为 1 分，线状血痕长度小于 1mm 者为 2 分，1～2mm 者为 3 分，3～4mm 者为 4 分，大于 5mm 者为 5 分。全胃分数的总和为该鼠的溃疡指数，以下列公式计算溃疡抑制率和溃疡发生率：

$$溃疡抑制率=\frac{对照组溃疡动物数-给药组溃疡动物数}{对照组溃疡动物数}\times 100\%$$

$$溃疡发生率=\frac{形成溃疡动物数}{实验动物数}\times 100\%$$

【结果】 汇总各组结果，分别计算各组动物溃疡指数、溃疡抑制率和溃疡发生率的均值（$\bar{x}$）和标准差（s），并进行组间显著性 t 检验，将结果填入表 7-1。

表 7-1 氢氧化铝对乙醇型黏膜损伤的影响（$\bar{x}\pm s$）

组 别	动物数(n)	剂量/(mg/10g)	溃疡指数	溃疡抑制率/%	溃疡发生率/%
生理盐水					
氢氧化铝					

【注意事项】

① 胃黏膜损伤与乙醇浓度及灌服时间有关。

② 应注意给药时间和处死时间的准确。

③ 雌性大鼠更易形成溃疡，分组时应注意性别差异。

【思考题】

1. 胃黏膜损伤模型有哪些？
2. 常用胃黏膜屏障保护药有哪些？结合实验结果分析氢氧化铝的药理机制。

实验 57 西咪替丁对大鼠胃液分泌的影响

【目的】 了解大鼠胃液收集及成分分析的方法；观察 H_2 受体阻滞剂西咪替丁对大鼠胃液分泌量以及胃液成分的影响。

【原理】 胃液分泌的异常是引起消化性溃疡、胃炎和食欲不振的主要因素。在进行抗消化性溃疡药物作用机制的研究及评价抑制胃酸分泌药时，常进行胃液分泌的测定。本实验通过收集胃液，并用酸碱滴定法测定胃酸含量的方法了解 H_2 受体阻滞剂西咪替丁抑制胃液分泌的作用。利用胃蛋白酶分解血红蛋白生成酪氨酸，再用酚试剂的显色反应测定酪氨酸含量，从而间接计算胃蛋白酶活性。

【材料】

动物：大鼠，体质量 180～220g，雌雄各半。

药物：1%西咪替丁溶液、生理盐水。

试剂：酚红指示剂，乙醚，0.01mol/L 氢氧化钠溶液，0.04mol/L、0.2mol/L 及 0.3mol/L 盐酸溶液，牛血红蛋白，0.1%硫柳汞溶液，5%三氯醋酸溶液，0.5mol/L 碳酸钠溶液，福林-酚试剂，血红蛋白基质液，L-酪氨酸。

主要器材：分光光度计、磁振荡器、电热恒温水浴箱、手术器械、天平、注射器、手术用缝合线、酸碱滴定管、精密 pH 试纸（pH0.5～5.0）或酸度计、刻度离心管。

【方法】 取禁食不禁水 24h 大鼠 4 只，称重、标记，随机分为两组，各组大鼠进行乙醚麻醉，打开腹腔，结扎幽门，甲组大鼠经十二指肠注入 1%西咪替丁溶液（1ml/100g），乙组大鼠给予等容量生理盐水，然后缝合腹部。禁食禁水 24h，再以乙醚麻醉，开腹结扎贲门，摘下全胃，用滤纸擦净血迹，沿胃大弯剪开胃壁，倾出胃内容物，收集于离心管中，以 1500r/min 离心 10min，精确记录胃液量。用精密 pH 试纸（pH0.5～5.0）或酸度计测胃液 pH。

（1）胃液总酸度及总酸排出量测定　取上清胃液 1ml，加酚红指示剂 1 滴，用 0.01mol/L 氢氧化钠滴定，直至胃液先呈黄色再转为红色为终点，记录用去的氢氧化钠溶液量，计算胃液总酸度和每小时总酸排出量。

$$总酸度(mol/L)=消耗的氢氧化钠量$$

$$1h\ 总酸排出量(mol/L)=总酸度\times 胃液量/2$$

（2）胃蛋白酶活性测定　采用改良安宋（Anson）法。先将待测的胃液用 0.04mol/L 的盐酸溶液稀释 50 倍，再按下列步骤操作。

试　剂	测定管/ml	对照管/ml
37℃稀释胃液	0.5	0.5
37℃血红蛋白基质液	2.0	
混匀后于 37℃水浴放置 10min		
5%三氯醋酸	5.0	5.0
振荡混匀，室温放置 30min		
37℃血红蛋白基质液	—	2.0
均匀振摇		
上清液	1.0	1.0
Na_2CO_3	5.0	5.0
酚试剂	0.5	0.5
迅速混匀，室温下放置 60min		

各管用分光光度计在 640nm 波长比色，蒸馏水校正零，读取吸光度，查 L-酪氨酸标准曲线（将 L-酪氨酸用 0.2mol/L 盐酸溶液稀释成不同浓度，加碳酸钠溶液及酚试剂呈显色反

应后比色绘制），按下列公式计算胃蛋白酶活性：

胃蛋白酶活性[μg 酪氨酸/(ml 胃液 · min)]＝(测定管查标准曲线读数－对照管查标准曲线读数)×75

【结果】 汇总各组结果，分别计算各组动物胃液量、总酸度、总酸排出量和胃蛋白酶活性的均值（$\bar{x}$）和标准差（s），并进行组间显著性 t 检验，将结果填入表 7-2。

表 7-2 西咪替丁对大鼠胃液分泌的影响（$\bar{x}\pm s$）

组 别	动物数(n)	剂量/(mg/kg)	胃液量/ml	总酸度/(mmol/L)	总酸排出量/(L/h)	胃蛋白酶活性/[μg/(ml 胃液 · min)]
生理盐水						
西咪替丁						

【注意事项】

① 收取胃液的导管不要触及胃壁，以免影响胃液的收集。

② 每次抽取胃液后立刻注入 2ml 的生理盐水，以保证下次胃液的收集。

③ 吸光度读数若在 0.5 以上时，可将测定管加温时间缩短为 5min，所得结果乘以 2。

④ 实验中所用蛋白底物也可用牛血清蛋白或酪蛋白。

【思考题】

1. 抑制胃酸或胃蛋白酶分泌的药物有哪些？作用机制分别是什么？

2. 西咪替丁的药理作用及临床应用有哪些？

【附注】

1. 福林-酚试剂　取 10g 钨酸钠（$Na_2WO_4 \cdot 2H_2O$）和 2.5g 钼酸钠（$NaMoO_4 \cdot 2H_2O$）溶于 70ml 水中，然后加 5ml 磷酸和 10ml 浓盐酸，回流 10h，然后加 15g 硫酸锂、5ml 水和 1 滴溴，开口煮沸 15min，除去过剩的溴，放冷，稀释至 100ml，临用时加 2 倍水稀释即可。

2. 血红蛋白基质液　取 0.1%硫柳汞溶液 2.5ml，用蒸馏水稀释至 100ml，再溶解纯化的血红蛋白粉剂，使成 2.5%血红蛋白原液，离心沉淀后取上清液储存于 4℃冰箱中（可保存 1 周）。临用时取血红蛋白原液与 0.3mol/L 盐酸按 4∶1 比例混合，即为血红蛋白基质液。

实验 58　多潘立酮对小鼠胃排空的作用

【目的】 了解小鼠胃排空的实验方法；观察胃动力药及健脾行气药物对动物胃排空功能的影响。

【原理】 胃排空是指胃内食糜由胃排入十二指肠的过程。进食后近端胃可通过迷走神经调节而出现受容性舒张，起到暂时容纳与储存食物的作用，然后通过缓慢持续地收缩，压迫其内容物向胃窦方向移动，再依赖胃窦收缩及胃和十二指肠协调运动而排空。通过观察胃动力药多潘立酮（吗丁啉）对小鼠定量灌服营养性半固体糊剂后的胃内残留率，可了解药物对胃排空运动的影响。

【材料】

动物：小鼠，体质量 18～22g，雌雄各半。

药物：0.5%多潘立酮溶液、生理盐水。

试剂：营养性半固体糊剂（奶粉 16g、葡萄糖 8g、淀粉 8g，加蒸馏水搅拌均匀定容至

300ml)、苦味酸溶液。

主要器材：手术器械、天平、烧杯、注射器及灌胃针头。

【方法】 取禁食不禁水 18h 的小鼠 4 只，称重、标记，随机分为两组。甲组灌胃给予 0.5%多潘立酮溶液（0.2ml/10g），乙组给予等容量生理盐水，50min 后各组均灌胃给予营养性半固体糊剂（0.6ml/只）。20min 后脱颈椎处死动物，剖开腹腔，结扎胃贲门和幽门后，取胃，用滤纸拭干后称全重，然后沿胃大弯剪开胃体，洗去胃内容物后拭干，称净重。以胃全重和胃净重的差值为胃内残留物重，胃内残留物重占所灌半固体糊剂的重量百分比为胃内残留率。

$$胃内残留率=\frac{胃内残留物}{所灌半固体糊剂}\times 100\%$$

【结果】 汇总各组结果，计算各组动物胃内残留率的均值（$\overline{x}$）和标准差（s），并进行组间显著性 t 检验，将结果填入表 7-3。

表 7-3 多潘立酮对小鼠胃排空的影响（$\overline{x}\pm s$）

组 别	动物数(n)	剂量/(g/kg)	胃内残留率/%
生理盐水			
多潘立酮			

【注意事项】

① 实验前小鼠必须严格禁食 18h，最好将小鼠置于能漏出粪便的代谢笼内。

② 解剖分离胃体的部分应尽量仔细，以免胃内容物漏出影响实验结果。

③ 胃内容物的性状与化学成分均可影响胃排空的速度。

【思考题】 多潘立酮的主要药理作用有哪些？其促进胃排空的作用机制是什么？

实验 59 硫酸镁对小鼠小肠运动的影响

【目的】 了解用炭末推进法测定动物小肠运动的实验方法；观察硫酸镁对小肠运动的影响。

【原理】 消化道内容物的移动速度与胃排出时间、小肠的运动及消化道内容物的流动性有关。小肠的运动受肠神经及外来神经的控制，当机械性和化学性刺激作用于肠壁感受器时，可通过局部的壁内反射而引起小肠蠕动增加，副交感神经兴奋时可增强小肠运动，交感神经兴奋则产生抑制作用。因炭末在肠道不被吸收，以炭末作为指示剂，测定在一定时间内炭末在肠道的推进距离，可观察药物对小肠推进的影响。

【材料】

动物：小鼠，体质量 18～22g，雌雄各半。

药物：20%硫酸镁炭末混悬液（含炭末 10%）、10%炭末生理盐水的混悬液。

试剂：苦味酸溶液。

主要器材：手术剪、眼科镊、直尺、天平、注射器及灌胃针头。

【方法】 取禁食不禁水 24h 的小鼠 4 只，称重、标记，随机分为两组。甲组灌胃给予 20%硫酸镁炭末混悬液（0.3ml/10g），乙组灌胃给予等容量 10%炭末生理盐水的混悬液。给药 20min 后脱颈椎处死动物，剖开腹腔，分离小肠系膜，剪取上端至幽门、下端至回盲部的肠管，置于托盘上，轻轻将小肠拉直，准确量取小鼠幽门至炭末推进前沿的长度以及小鼠小肠总长，按下列公式计算炭末推进率。

$$炭末推进率=\frac{炭末从幽门部到推进前沿的移动距离}{小肠总长}\times 100\%$$

【结果】 汇总各组结果，计算各组动物炭末推进率的均值（$\overline{x}$）和标准差（s），并进行组间显著性 t 检验，将结果填入表 7-4。

表 7-4 硫酸镁对小鼠小肠运动的影响（$\overline{x}\pm s$）

组　别	动物数(n)	剂量/(g/kg)	炭末推进率/%
生理盐水			
硫酸镁			

【注意事项】

① 给药到处死动物时间必须一致。

② 剪取肠系膜、肠管以及拉直肠管动作要轻柔，不可用力牵拉。

③ 如有动物进食不完全，肠道内出现食物残留，可轻微剪破肠管，挤出内容物，炭末为黑色颗粒，食物残留则为褐色软糊，可加以区别。

【思考题】 泻下药根据泻下作用机制分为哪几类？硫酸镁属于哪一类？

实验 60 硫酸镁对小鼠排便时间和数量的影响

【目的】 了解用炭末法测定动物排便时间和数量的实验方法；观察硫酸镁对排便时间和数量的影响。

【原理】 运用色素流动法，以黑色炭末为指示剂，以排黑便的时间、性状和数量为指标，可直接观察药物对肠道推进功能的影响。

【材料】

动物：小鼠，体质量 18～22g，雌雄各半。

药物：20%硫酸镁炭末混悬液（含炭末 10%）、10%炭末生理盐水的混悬液。

器材：注射器及灌胃针头、滤纸、鼠笼、天平、棉签、秒表、眼科镊。

【方法】 取禁食不禁水 24h 的小鼠，称重、标记，随机分为两组。甲组灌胃给予 20%硫酸镁炭末混悬液（0.3ml/10g），乙组灌胃给予等容量 10%炭末生理盐水的混悬液。给药后各鼠分置于铺有滤纸的笼内进行观察，连续观察 2h，记录小鼠排出黑便的时间、性状和数目，以对照组数值为基数计算排便增加率。

$$排便增加率=\frac{给药组排便数-对照组排便数}{对照组排便数}\times 100\%$$

【结果】 汇总各组结果，计算各组动物排便时间和排便数的均值（$\overline{x}$）和标准差（s），并进行组间显著性 t 检验，将结果填入表 7-5。

表 7-5 硫酸镁对小鼠排便时间和数量的影响（$\overline{x}\pm s$）

组　别	动物数(n)	剂量/(g/kg)	排便时间/s	排便数/粒
生理盐水				
硫酸镁				

【注意事项】

① 吸取药液前，应将药液摇匀，以保证药量及炭末量准确。

② 排黑便的计数和计时，以开始排出黑便为准。

③ 计数黑便时，应随时将小鼠排出的已计数的黑便清除，以免影响计数的准确性。

④ 实验小鼠在禁食与试验过程中应让其饮水，否则影响实验结果。

【思考题】

1. 影响动物排便的因素有哪些？

2. 硫酸镁的作用机制是什么？

实验61 联苯双酯抗四氯化碳大鼠肝损伤的作用

【目的】 学习实验性肝损伤动物模型的制备方法；观察药物抗肝损伤的作用。

【原理】 四氯化碳（CCl_4）进入细胞后，使线粒体膜的脂质溶解，从而影响线粒体的结构和功能，致使肝细胞变性、坏死。也有认为，四氯化碳抑制了细胞膜上 Ca^{2+} 泵的活性，大量钙离子内流，堆积于细胞内，造成肝细胞损伤，动物血清转氨酶明显升高，肝脂肪化变性及坏死。

【材料】

动物：大鼠，体质量 180～220g，雌雄各半。

药物：2.5%联苯双酯溶液、生理盐水。

试剂：25% CCl_4 花生油溶液、2%戊巴比妥钠溶液、苦味酸溶液。

主要器材：生化分析仪、匀浆机、离心机、天平、注射器及灌胃针头。

【方法】 取大鼠6只，称重、标记，随机分成正常对照组、模型对照组及给药组。给药组和两个对照组分别由实验的第1天开始隔天灌服给予2.5%联苯双酯溶液（1ml/100g）和等容量生理盐水，同时给药组和模型对照组分别在给药后的第1天与第5天皮下注射25% CCl_4 花生油溶液（0.5ml/100g）各1次，正常对照组皮下注射等容量生理盐水。实验的第8天，各组大鼠以2%戊巴比妥钠腹腔注射麻醉后从腹腔主动脉取血，静置30min后，3000r/min离心10min，取血清，由生化分析仪测定血清ALT、AST活性。

【结果】 汇总各组结果，计算各组动物血清ALT、AST活性的均值（$\bar{x}$）和标准差（s），并进行组间显著性 t 检验，将结果填入表7-6。

表7-6 联苯双酯对 CCl_4 大鼠血清ALT、AST活性的影响（$\bar{x}\pm s$）

组 别	动物数(n)	剂量/(g/kg)	ALT活性/(U/L)	AST活性/(U/L)
正常对照组				
模型对照组				
联苯双酯组				

【注意事项】

① CCl_4 剂量过大易造成动物死亡，故剂量应掌握好。

② CCl_4 可用植物油稀释成一定浓度。

③ 大鼠在皮下注射该剂量的 CCl_4 后第8天血清ALT明显升高，肝细胞肿胀、变性，肝小叶中央坏死，肝细胞内糖原、RNA减少，故整个实验周期应严格控制在8日。

【思考题】

1. 联苯双酯保肝的作用机制是什么？

2. 实验型肝损伤模型有哪些？

实验62 去氧胆酸对大鼠的利胆作用

【目的】 学习收集麻醉大鼠胆汁的实验方法；观察利胆药物对大鼠胆汁流量的影响。

【原理】 胆汁由肝细胞持续分泌，储存于胆囊，在脂肪的吸收与消化过程中起重要作用，胆汁分泌与排泄障碍可引起消化系统症状，高浓度的胆盐是强烈的致炎物质，形成早期的化学性炎症，为细菌入侵引起急性感染提供有利条件。大鼠无胆囊，其肝脏分泌的胆汁经肝管、胆总管直接进入十二指肠。在胆总管收集胆汁，最能客观地反映肝脏分泌胆汁的能力。

【材料】

动物：大鼠，体质量200～300g，雄性。

药物：2%去氢胆酸钠溶液、生理盐水。

试剂：10%乌拉坦溶液、苦味酸溶液。

主要器材：手术器械、胆汁引流管（直径1mm塑料管）、天平、带刻度的小试管、手术固定板、注射器、纱布。

【方法】 取禁食不禁水12h的大鼠4只，称重、标记，随机分为2组。各组大鼠以乌拉坦（1g/kg）麻醉，仰位固定，开腹后在右上腹找到胃幽门部，以幽门部为标志，翻转十二指肠，即可见到白色的十二指肠乳头部，从乳头部追踪到胆总管，用眼科镊将覆盖在表面的被膜剥离少许以暴露出胆总管，结扎下端。然后在接近十二指肠开口处的胆总管，向肝脏方向剪“V”形小口，将胆汁引流管插入胆总管，准确插入后可见淡黄色液体顺管流出，结扎固定，手术后用止血钳夹闭腹腔，以生理盐水湿润的纱布覆盖夹闭部位，稳定10min后用带有刻度的小试管收集胆汁30min作为给药前胆汁流量。甲组由十二指肠给予2%去氢胆酸钠溶液（1ml/100g），乙组给予等容量的生理盐水，给药后每30min收集胆汁1次，共3次，记录胆汁流量，并计算给药后胆汁流量增加率。

$$胆汁流量增加率=\frac{给药后胆汁流量-给药前胆汁流量}{给药前胆汁流量}\times 100\%$$

【结果】 汇总各组结果，计算各组动物各时间段的胆汁流量和胆汁流量增加率的均值（$\overline{x}$）和标准差（s），并进行组间显著性t检验，将结果填入表7-7。

表7-7 去氧胆酸对大鼠胆汁流量的影响（$\overline{x}\pm s$）

组 别	动物数 (n)	剂量 /(g/kg)	给药前胆汁流量/ml	给药后胆汁流量/ml			胆汁流量增加率/%		
			30min	30min	60min	90min	30min	60min	90min
生理盐水									
去氧胆酸									

【注意事项】

① 大鼠胆总管直径仅0.5～0.1mm，应选择合适的插管。由于胆汁流量的差异较大，故常用自身前后比较的方法。

② 由于体内雌激素水平会影响胆汁流量及胆汁中成分的比例，最好选用雄性大鼠。

③ 巴比妥类药物可增加胆汁分泌和胆酸等物质的含量，故一般不用于该实验的动物麻醉。

④ 胆总管切口应接近十二指肠壶腹部，插管顶端应接近肝脏。

【思考题】 利胆药的作用方式有哪些？分别有哪些典型药物？

（彭代银）

第八章 循环系统药物实验

1. 抗高血压药实验方法

(1) 神经源性高血压　通过电刺激与铃声刺激结合，造成动物神经紧张，血压升高。此法简单易行，动物死亡率低，并且与人的高血压诱因有相似之处，但耗时长，动物只是血压波动升高，平均动脉压并没有升高，并不适宜作为慢性高血压模型。常用动物有大鼠、兔和犬。

(2) 肾性高血压　行两肾一夹术后普通饲料喂养4周，可诱发肾性高血压，其血压增高程度与肾动脉狭窄程度成正比。但如果肾动脉狭窄不够，则动物不能形成高血压，当肾动脉过于狭窄时可造成恶性高血压，并使动物迅速死亡。常用动物为大鼠和犬。一般采用成年动物，因为幼年动物生长迅速，肾对血液需要量增加过快，容易引起肾动脉狭窄后肾坏死。

(3) 盐性高血压　给动物喂食高盐饲料，当盐摄入量超过肾排泄能力时即可引起血压升高。但此法耗时长，短期内无法形成稳定的高血压。

(4) 内分泌性高血压　内分泌高血压模型较多，较常用的是去氧皮质酮（DOC）盐性高血压模型。DOC为盐皮质激素，具有明显的水钠潴留作用，使细胞外液增加，血压升高。其模型制备简便，高血压较稳定，且对降压药物的反应与高血压病人比较相符，适用于抗高血压药物的筛选和疗效评价。

(5) 遗传性高血压模型　通过遗传学的方法制造的模型称之为遗传性高血压模型。其模型有两类：选择性近亲繁殖高血压模型和基因工程高血压模型。

通过选择性近亲交配已培育出高血压兔、大鼠、小鼠。常用的为选择性近亲繁殖高血压大鼠，常用品种有自发性高血压大鼠（SHR）、Dahl盐敏感大鼠（DS）、易卒中型自发性高血压大鼠（SHRSP）和米兰种高血压大鼠（MHS）。

基因工程高血压模型分为两类：一为转基因动物，现有转基因高血压大鼠和小鼠；另一种为高血压基因敲除动物，目前仅有高血压基因敲除小鼠。

高血压的动物模型制备方法很多，但在筛选高血压药物的实验中多选用肾性高血压，因为肾性高血压模型的降压效果与临床应用效果最为接近。

2. 抗心力衰竭药实验方法

心功能不全动物模型的制备方法主要有慢性机械压迫冠状动脉法、冠状动脉内栓塞法、冠状动脉结扎法和高脂饮食法，应根据不同动物的生理特点选用不同的动物和方法。

(1) 全心衰竭模型　快速起搏致心力衰竭的动物模型是一种较理想的非缺血性、低排血量的全心衰竭模型。

(2) 模拟冠心病高血压心衰模型　应用心导管和超声心动图同步检查技术控制实验条件，通过缝扎冠状动脉造成心肌缺血使左心室松弛、充盈功能降低、左心室舒张末压升高，在此基础上缩窄主动脉后心脏后负荷升高导致心衰。此种方法可靠，并能控制心衰的进程。已试四种类型药物在此模型上均有效，且此种模型与临床冠心病伴高血压的心衰相似，模型可供抗心衰药物的研究。缺点是动物的死亡率高。常用动物为兔、大鼠等。

(3) 药物引起的心衰模型　多柔比星、戊巴比妥钠等可严重抑制心肌功能造成心衰。此法方便，重复性好，对研究药物的心脏毒性方面有着重要意义，也可用来评价强心药的作用。但因其为急性模型，不一定能反映药物对慢性充血性心衰的作用与疗效。

（4）快速起搏造成的心衰模型　持续性心率快速起搏可用于制备以心肌收缩功能下降以及心脏扩大为主要特征的心衰模型。常用动物为较大动物如犬、猪等。本方法较简单，重复性好，且发生的心衰与人心衰有相似的血流动力学与神经体液变化。本模型有以下的局限性：①基本为可逆性的心功能不全，除非心衰已严重，一般在停止快速起搏后心功能可逐渐恢复，作为药物实验时应掌握时机。②快速起搏造成的心衰不同于人的心衰发生机制，没有明显的冠状循环系统重构。③心室壁不对称性增厚，心肌肥大不明显。

3. 抗心肌缺血药实验

（1）冠脉结扎法　结扎动物的左冠状动脉前降支可造成心肌缺血模型。其血流动力学和心肌代谢的改变与人类的心肌缺血及心肌梗死相似。其特点是缺血心肌的范围固定，方便做各项指标的测定。此法适用的动物较多，如大鼠、兔、猫、犬和猪等。较常用的为大鼠、兔及犬。

（2）离体大鼠心脏缺氧再给氧损伤模型　正常心脏离体缺氧后再给氧时可加剧心肌组织缺血性损伤，与临床冠脉搭桥术、溶栓术等所致心肌损伤相似。本法简便、适用，条件稳定，可同时观察心脏收缩功能、冠脉流量及测定组织和灌流液中生化变化。缺点是离体心脏对实验时间的要求较高，且不能与在体心脏完全等同。

（3）电刺激法　成年雄性家兔，麻醉后用定向仪插入两只涂绝缘漆的不锈钢针，以弱（0.8～1.6mA）、强（4～8mA）电流刺激右侧下丘脑背侧核，每次刺激 5min，间隔 1～3min。

（4）心肌缺血预适应在体模型　心肌经一次或多次短暂缺血之后对随后较长时间的耐受性明显增强，此现象称为心肌缺血预适应。预适应的保护作用包括缩小心肌梗死范围，减轻亚细胞结构的损害，保护心功能，抗心律失常及改善心肌代谢等。其方法分为第一时相保护作用的观察和第二时相保护作用的观察。动物可选用大鼠、兔、犬和猪。

（5）体外培养大鼠乳鼠心肌细胞缺氧/再给氧损伤实验法　利用体外培养的大鼠乳鼠心肌细胞，通过暂时停止供应心肌细胞生存必需的糖或氧，在缺糖缺氧一定时间后恢复供糖供氧，可造成模型。

心肌细胞培养能排除神经体液、冠脉血管差异等因素，实验结果可靠，并能观察药物对心肌细胞的直接作用。但这种方法是造成心肌细胞缺氧而非缺血，与整体动物心肌组织缺血时的环境与代谢有一定的差异。

4. 抗心律失常药实验方法

心律失常的实验方法较多，可根据心律失常的类型分为以下方法。

（1）药物诱发法　氯化钡、强心苷、三氯甲烷和乌头碱诱导动物心律失常。氯化钡、强心苷和三氯甲烷均引起室性心律失常，乌头碱既可以引起室性心律失常也可以引起心房颤动。

（2）电刺激法　适用于抗纤颤药物的实验。其特点是：适度的电刺激是可逆的，不损伤心肌，比其他方法更接近自然的异位冲动。而且可根据电极所放位置的不同诱发房性或室性心律失常，可连续进行实验 2～4h。电刺激法常用动物有犬、猫和兔等，可在在体心脏上进行，也可在离体心脏组织上进行。

（3）冠状动脉结扎-再灌注　冠状动脉结扎后由于心肌缺血，代谢物产生聚集，心肌细胞膜对离子的通透性改变，缺血区与非缺血区心肌电生理特性不一，功能紊乱导致心律失常。此法方法可靠，重复性好，是研究心律失常的常用方法之一。

可用作抗心律失常药的实验动物种类较多，常用的动物有小鼠、大鼠、豚鼠、兔、猫及犬等。但各有特点，大鼠、豚鼠、兔和猫的心室颤动有自发恢复的可能，而犬的室颤则很难恢复。一般说来，小鼠可用三氯甲烷致心室颤动作初筛之用，大鼠对强心苷不敏感，不宜用哇巴因诱发心律失常，豚鼠、家兔除做整体实验外，还适宜用作离体心脏心律失常模型。猫适宜开胸手术、固定电极等实验，犬可用于结扎冠脉引起心律失常。

5. 抗高血脂药实验

（1）高脂喂养法　以高脂的饲料喂养动物，以形成实验性高脂血症。此法最为常用，与人类的高血脂形成过程接近。一般兔、鹌鹑、鸡等，经数周就能呈现明显的脂代谢紊乱，而大鼠、小鼠、犬则较难形成，如果饲料中加入蛋黄粉、胆盐及猪油等，较易形成模型。

（2）静脉注射表面活性剂　方法简便，只能形成高血脂模型，而不能形成实验性动脉粥样硬化症。

（3）免疫学方法　给兔注射大鼠主动脉的匀浆，可引起血胆固醇、低密度脂蛋白及甘油三酯升高。

（4）静脉注射胆固醇-脂肪乳法　将胆固醇及猪油各 3g，加热搅拌溶解后，加入吐温 0.3g，搅匀，再缓缓加丙二醇 5ml 和沸水的混合液，充分搅拌乳化，经抽滤后显微镜下呈直径＜8μm 的均匀颗粒。给兔静脉注射 5ml/kg，血脂可立刻升高，胆固醇持续升高 7～14 天，甘油三酯的升高可持续 3 天。可用此法观测动物对脂质的耐受和消除速度。

实验 63　强心苷对离体蛙心的作用

【目的】 学习斯氏（Straub）离体蛙心灌流法；观察强心苷对离体蛙心收缩强度、节律和心输出量的影响。

【原理】 青蛙的心脏离体后，把含有任氏液的蛙心套管插入心室，用人工灌流的方法保持心脏新陈代谢的顺利进行，以维持蛙心有节律地收缩和舒张。经生物信号处理系统记录心脏搏动情况。强心苷可直接抑制心肌细胞膜上 Na^+-K^+-ATP 酶的活性，使细胞内钙离子浓度增大，从而产生正性肌力、负性频率作用。

【材料】

动物：青蛙，体质量 50～100g，雌雄兼用。

药物：5%洋地黄溶液（或 0.1%毒毛旋花子苷 K 溶液）、生理盐水。

试剂：任氏液（NaCl 6.5g、KCl 0.14g、$NaH_2PO_4 \cdot 2H_2O$ 0.0065g、$NaHCO_3$ 0.2g、$CaCl_2$ 0.12g、葡萄糖 2g 加蒸馏水溶解至 1000ml）、低钙任氏液（Ca^{2+} 含量为正常任氏液的 1/4）。

主要器材：生物信号采集系统、张力传感器、蛙板、毁髓针、铁架、双凹夹、蛙心套管、蛙心夹、天平、棉线、滴管等。

【方法】

1. 取蛙 1 只，用毁髓针破坏脑及脊髓，仰卧位固定于蛙板上。先剪开胸部皮肤，打开胸腔，剪破心包膜，暴露心脏。

2. 制备离体蛙心

（1）在主动脉分支处下穿一线，打个松结，以备结扎套管之用。

（2）于左主动脉上剪一“V”形小口，将盛有任氏液的蛙心套管插入主动脉，并通过主动脉球转向左后方，同时用镊子轻提动脉球，向插管移动的反方向拉，即可使套管尖端顺利进入心室。可见液面随着心搏上下波动后，将松结扎紧并固定在套管的小钩上（离体蛙心制备见图 8-1)。用滴管吸出套管内带血的任氏液，以防止血块堵塞套管。

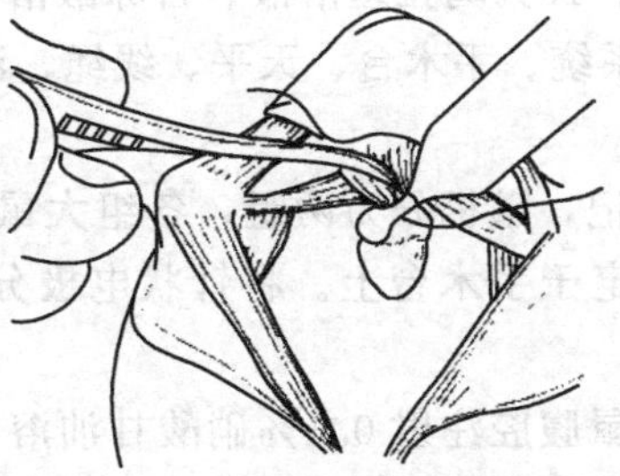

图 8-1　斯氏离体蛙心制备插管法

(3) 结扎右侧主动脉，剪断主动脉，提起心脏，于静脉窦以下把其余血管一起结扎（切勿伤及或结扎静脉窦），分离周围组织，在结扎处下剪断血管，使心脏离体，并用任氏液连续冲洗直至无血色。

3. 将蛙心套管固定于铁架台，用蛙心夹在心脏舒张期夹住心尖部，连接于张力换能器。

4. 打开生物信号采集系统。记录一段正常心脏搏动曲线后，观察动物心率、心脏收缩幅度、心输出量，然后换入低钙任氏液，待收缩明显减弱后描记曲线，观察上述指标。当心脏收缩显著减弱时，向套管内加入 5%洋地黄溶液（或 0.1%毒毛旋花子苷 K 溶液）0.2ml 或等容量生理盐水，作用明显后，观察记录各项指标。

【结果】 汇总各组结果，计算各组动物心率、心脏收缩幅度和心输出量的均值（$\overline{x}$）和标准差（s），并进行组间显著性 t 检验，将结果填入表 8-1。

表 8-1　强心苷对离体蛙心收缩功能的作用（$\overline{x}\pm s$）

组　别	样本数(n)	浓度/(mg/ml)	心率/(次/min)	心脏收缩幅度/mm	心输出量/(滴/min)
生理盐水					
强心苷					

【注意事项】

① 本实验以青蛙心脏为好。因蟾蜍皮下腺体有强心苷样物质，可降低对强心苷的敏感性。

② 在整个实验过程中应保持套管内液面高度不变，以保证心脏固定的负荷。

③ 在实验过程中，基线的位置、放大倍数、描记速度应始终一致。

④ 在实验中以低钙任氏液灌注蛙心，使心脏的收缩减弱，可以提高心肌对强心苷的敏感性。

【思考题】 通过本实验中可以看到强心苷具有哪几种药理作用?

实验 64　硝酸甘油对垂体后叶素致心肌缺血大鼠心电图的影响

【目的】 学习检测动物心电图的方法；观察硝酸甘油对抗垂体后叶素致心肌缺血作用。

【原理】 静脉注射垂体后叶素后可使全身血管收缩，冠状动脉收缩可引起急性心肌缺血，心电图上出现 ST 段及 T 波变化。硝酸甘油可解除冠状动脉痉挛，对抗垂体后叶素的收缩血管效应，进而改善缺血性心电图。

【材料】

动物：大鼠，体质量 200～250g，雌雄各半。

药物：0.1%硝酸甘油溶液、生理盐水。

试剂：1U/ml 垂体后叶素、10%乌拉坦溶液、苦味酸溶液。

主要器材：生物信号采集系统、手术台、天平、线绳、注射器、秒表。

【方法】

1. 取大鼠 4 只，称重、标记，随机分为两组，各组大鼠分别腹腔注射 10%乌拉坦溶液（1ml/100g），麻醉后将大鼠固定于手术台上。将针状电极分别插入大鼠四肢皮下，连接生物信号采集系统。

2. 待信号稳定后，甲组大鼠腹腔注射 0.1%硝酸甘油溶液（1ml/100g），乙组腹腔注射等容量生理盐水，5min 后各组大鼠尾静脉注射 1U/ml 垂体后叶素（0.1ml/100g），并立即记录注射后 30s、1min、3min、5min、7min、10min、15min、30min 心电图的变化，分别记录并比较甲乙两组心电图 R-R 间期、T 波、ST 段及心率的变化。

【结果】 将心电图纸粘贴在实验报告上，汇总各组结果，并计算各组动物不同时间点 R-R 间期、T 波、ST 段及心率的均值（$\overline{x}$）和标准差（s），并进行组间显著性 t 检验，将结果填入表 8-2。

表 8-2 硝酸甘油对大鼠垂体后叶素致心肌缺血的影响（$\overline{x}\pm s$）

组　别	动物数(n)	剂量/(mg/kg)	R-R 间期/s	T 波/mV	ST 段/mV	心率/(次/min)
生理盐水						
硝酸甘油						

【注意事项】

① 给予垂体后叶素后要及时记录心电图，因为垂体后叶素引起缺血变化很快。

② 尾静脉注射垂体后叶素的时间应恒定且最好小于 15s。

【思考题】 致心肌缺血的方法还有哪些？常用抗心肌缺血药物有哪些？各有何特点？

实验 65　普萘洛尔对大鼠血压的作用

【目的】 观察普萘洛尔对正常血压的影响，并了解其作用机制和特点。

【原理】 普萘洛尔通过阻滞 β 受体，使心肌收缩力减弱，心率减慢，心输出量减少，使血压降低。

【材料】

动物：大鼠，体质量 180～220g，雌雄各半。

药物：0.1%普萘洛尔溶液、生理盐水。

试剂：苦味酸溶液。

主要器材：大鼠尾部无创血压测量仪、天平、注射器及灌胃针头、鼠笼。

【方法】

1. 调试血压仪　打开电源后，预热 30min，设置最大压力为 140～160mmHg，保气时间 10s，间隔时间为 1min，温度 37℃。

2. 将大鼠称重、标记，随机分为两组，按顺序放入测试仪箱内预热，将鼠尾套入压力泵，适应 5～10min，待电脑显示器上出现大鼠正常脉搏波形图后，加压、放气，记录收缩压、舒张压、平均动脉压。如此反复 3～5 次，选取最接近的 3 个数值并取其平均值作为结果。

3. 甲组灌胃0.1%普萘洛尔溶液（1ml/100g），乙组灌胃等容量的生理盐水，给药1h后，再次使用无创血压仪记录收缩压、舒张压、平均动脉压。

【结果】 汇总各组结果，分别计算各组动物收缩压、舒张压、脉压（脉压＝收缩压－舒张压）及平均动脉压（平均动脉压＝舒张压＋脉压×1/3）的均值（$\bar{x}$）和标准差（s），并进行组间显著性 t 检验，将结果填入表8-3。

表8-3 普萘洛尔对大鼠血压的影响（$\bar{x}\pm s$）

组 别	动物数（n）	剂量/（g/kg）	收缩压/mmHg		舒张压/mmHg		脉压/mmHg		平均动脉压/mmHg	
			给药前	给药后	给药前	给药后	给药前	给药后	给药前	给药后
生理盐水										
普萘洛尔										

【注意事项】

① 将大鼠放入测试仪箱内要密切注意观察，防止大鼠窒息死亡。

② 测试仪箱加热时，要随时注意温度变化，避免温度过高，导致大鼠死亡。

③ 测量血压期间，尽可能保持环境安静，避免大鼠惊吓，脉搏波形紊乱，无法正常采集数据。

④ 因为大鼠血压有昼夜节律性，使用仪器测量血压时，应尽可能保证在同一时间点测量。

【思考题】 常用的抗高血压β受体阻断药物有哪些？

实验66 酚妥拉明对家兔离体主动脉条的作用

【目的】 学习离体主动脉条的制备方法；观察α受体阻滞剂对主动脉条的作用。

【原理】 酚妥拉明为α受体阻滞剂，有血管舒张作用。采用家兔离体主动脉条放置于营养液中，通过张力换能器，将酚妥拉明对主动脉条作用产生的张力变化记录下来，进而反映其对血管的作用。

【材料】

动物：家兔，体质量2～3kg，雌雄兼用。

药物：1%酚妥拉明溶液、生理盐水。

试剂：克氏液（NaCl 6.9g、KCl 0.35g、$MgSO_4\cdot 7H_2O$ 0.29g、KH_2PO_4 0.16g、$NaHCO_3$ 2.1g、$CaCl_2$ 0.28g、葡萄糖2g加蒸馏水溶解至1000ml）。

主要器材：生物信号采集系统、张力换能器、麦氏浴槽、超级恒温水浴锅、天平、温度计、眼科剪、铁架台、蒸发皿、烧杯、注射器、螺旋夹、L形管、手术剪、手术针、棉线。

【方法】 取家兔1只，猛击其枕部致昏。迅速打开胸腔，暴露心脏，找到主动脉。在近心脏端剪取一段主动脉，立即置于经氧饱和的4℃的克氏液中。剔除血管周围组织，小心将血管套在直径3～5m的细玻璃棒上，用眼科剪将主动脉剪成长约2～3cm、宽约3～4mm的螺旋条。血管两端用棉线结扎，其中一端结扎成一圆圈，用于挂在L形通气管上，垂直悬挂于37℃的20ml克氏液的浴槽中。将其置于37℃恒温水浴锅内，并不断通入95% O_2＋5% CO_2 混合气体。动脉条另一端接在张力换能器上，连接至生物信号采集系统。标本前负荷2g左右，稳定2h以上，每15～20min换一次营养液。待曲线稳定后，给予1%酚妥拉明0.1ml或等容量生理盐水，记录舒张曲线，从曲线上记录达峰时间、峰值平均压力、维持时间。

【结果】 将所得曲线贴至实验报告，汇总各组结果，计算各组动物达峰时间、峰值平均压力和维持时间的均值（$\bar{x}$）和标准差（s），并进行组间显著性 t 检验，将结果填入表 8-4。

表 8-4 酚妥拉明对家兔离体主动脉条的作用（$\bar{x}\pm s$）

组 别	样本数(n)	浓度/(mg/ml)	达峰时间/s	峰值平均压力/g	维持时间/s
生理盐水					
酚妥拉明					

【注意事项】

① 血管标本应用镊子夹取，操作应在克氏液中进行，速度要快，否则易失去活性。

② 克氏液、1%酚妥拉明均需临用前用新鲜蒸馏水配制。

③ 实验温度要恒定。

④ 麦氏浴槽中连续通入混合气体时，气泡要小而均匀。气泡太大会影响曲线的描记。

【思考题】 酚妥拉明的其他药理作用还有哪些？

实验 67 异丙肾上腺素对麻醉犬心脏冠脉流量及血流动力学的影响

【目的】 学习麻醉动物实验的方法；观察传出神经系统药物对动物血压的影响，加深对这些药物相互作用关系的理解，并根据受体学说初步分析其作用机制。

【原理】 拟肾上腺素药能兴奋心肌和血管平滑肌上的肾上腺素能受体产生心血管效应，使心肌收缩力加强、血管收缩，引起血压升高。

【材料】

动物：犬，体质量 6～10kg，雌雄兼用。

药物：0.001%异丙肾上腺素。

试剂：20%氨基甲酸乙酯（或 1%戊巴比妥钠)。

主要器材：Millar 微尖端导管（PC350）、Statham 传感器（P23Gb）、压力 Beckman 心率计、手术台、哺乳类动物手术器械、天平、动脉插管、注射器。

【方法】

1. 麻醉 取犬 1 只，称重，以 1%戊巴比妥钠 30mg/kg 经后肢大隐静脉注射麻醉，注射过程中注意观察动物肌张力、呼吸频率及角膜反射的变化，防止麻醉过深。

2. 固定 将麻醉好的动物仰卧位固定于手术台上，颈部拉直。

3. 气管插管及分离颈部血管和神经 颈部剪毛，沿中线切开皮肤 5～7cm，分离皮下组织和浅层肌肉，暴露气管。将切口边缘的皮肤及皮下肌肉组织向外侧拉开，在深部可见到位于气管旁的血管神经束，仔细辨认并小心分离左侧的迷走神经和减压神经，下穿不同颜色的湿丝线备用。然后分离双侧的颈总动脉。

4. 分离股静脉，将远心端结扎。在近心端剪一小口，朝心脏方向插入已接在滴瓶胶管上的静脉套管，结扎固定，以备给药或输液用。

5. 颈动脉插管 分离右侧颈总动脉 2～3cm（尽量向头端分离），从右颈总动脉插管[Millar 微尖端导管（PC350），图 8-2] 进入左心室，左侧颈总动脉插管接 Statham 传感器（P23Gb）相连。使用多道生理记录仪记录所有实验指标。通过 Beckman 心率计接电压/压力-脉搏仪记录心率。

6. 观察正常血压曲线 缓慢放开动脉夹，观察动脉血压，血压曲线可以看到三级波（图 8-3）。

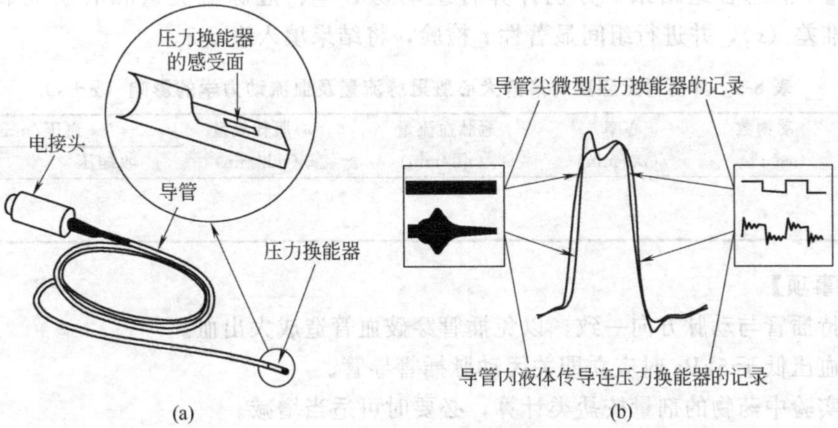

图 8-2　微尖端导管

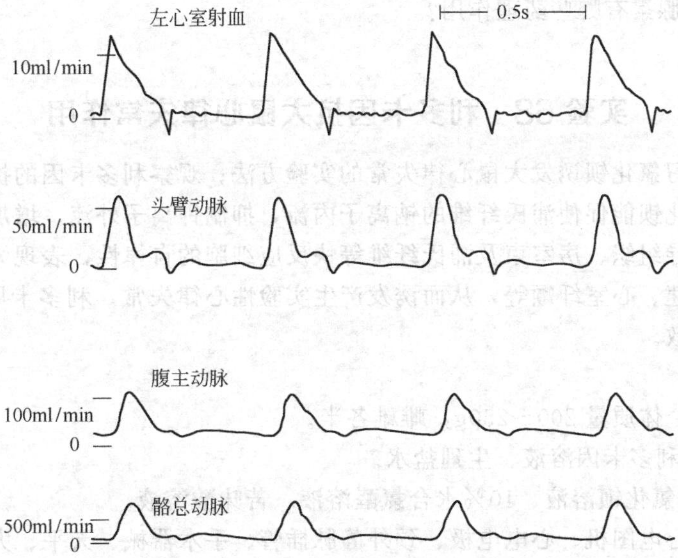

图 8-3　电磁流量计测得的血流图形

7. 药物对血流动力学的影响　待血压稳定后，观察并记录给药前的各项指标。从静脉注入 0.001%异丙肾上腺素（1ml/kg），待血压稳定观察并记录给药后的各项指标。

8. 各项指标的测取

(1) 血压（BP）　通过留置于左侧股动脉内的动脉导管连接的 Statham 压力传感器可以监测血压的变化。

(2) 左心室压力（LVP）、左心室舒张末期内压（LVEDP）、最大压力上升速度 dp/dt_{max}、心率（HR）　通过经左侧总动脉放置于左心室中的 Millar 微尖端导管（PC350）可以监测 LVP 的变化。以高敏感度方式测定 LVEDP。通过获得的血压-时间曲线，经积分计算可以求得 dp/dt_{max} 并计算心率。

(3) 心肌耗氧量（MVO_2）　按照 Rooke 和 Feigl 的压力-做功指数来计算。

(4) 冠脉血流量的测定　通过留置在左冠状动脉旋支（LCX）内的电磁流量探针进行测定。

【结果】 汇总各组结果，分别计算各组动物心率、冠脉血流量和心肌耗氧量的均值（$\overline{x}$）和标准差（s），并进行组间显著性 t 检验，将结果填入表 8-5。

表 8-5 异丙肾上腺素对麻醉犬心脏冠脉流量及血流动力学的影响（$\overline{x} \pm s$）

项目	动物数（n）	心率/(次/min)	冠脉血流量/(ml/min)	心肌耗氧量/(ml/min)	血压/mmHg	
					收缩压	舒张压
给药前						
给药后						

【注意事项】

① 保持插管与动脉方向一致，以免插管穿破血管造成大出血。

② 当血压低于 5kPa 时应立即关闭动脉插管导管。

③ 本实验中药物的剂量按盐类计算，必要时可适当增减。

【思考题】

1. 测定冠脉血流量的实验方法有哪些？

2. 异丙肾上腺素有哪些药理作用？

实验 68 利多卡因抗大鼠心律失常作用

【目的】 学习氯化钡诱发大鼠心律失常的实验方法；观察利多卡因的抗心律失常作用。

【原理】 氯化钡能促使浦氏纤维的钠离子内流，抑制钾离子外流，增加动作电位 4 相坡度，提高心房传导组织、房室束及浦氏纤维等快反应细胞的自律性，表现为室性早搏、二联律、室性心动过速、心室纤颤等，从而诱发产生实验性心律失常。利多卡因、奎尼丁、β受体阻滞剂对之有效。

【材料】

动物：大鼠，体质量 200～250g，雌雄各半。

药物：0.5%利多卡因溶液、生理盐水。

试剂：0.4%氯化钡溶液、10%水合氯醛溶液、苦味酸溶液。

主要器材：心电图机、心电电极、颈外静脉插管、手术器械、天平、大鼠固定台、注射器、酒精棉球。

【方法】

1. 取大鼠 4 只，称重、标记，随机分为两组。各组大鼠用 10%水合氯醛溶液腹腔麻醉（0.3ml/100g），背位固定在手术台上。颈外静脉插管，以备给药。

2. 将心电图的针形电极插入大鼠四肢皮下，做好描记心电图的准备。

3. 将心电图机的主菜单红色块移至“信号选择”，在第一通道选择“心电”信号，选择Ⅱ导联。

4. 用方向键使红色块移至“增益选择”，设定该通道增益为“1mV/cm”。

5. 用方向键将红色块移至“显速选择”，选择 50mm/s，采用“连续显示”或“平行移动显示”。

6. 描记一段正常心电图后，静脉注射 0.4%氯化钡溶液（0.1ml/100g），立即描记心电图 20s，以后每隔 1min 再描记心电图一小段，直至恢复窦性心律（正常和心律失常的心电图见图 8-4），并记录心律失常持续的时间。

7. 静脉注射氯化钡溶液诱发心律失常，甲组立即由股静脉注射 0.5%利多卡因溶液

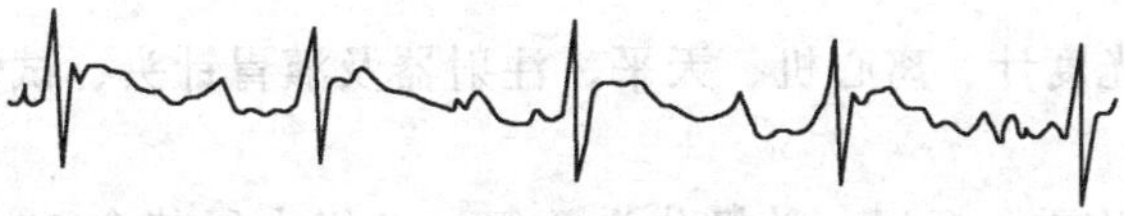

正常心电图

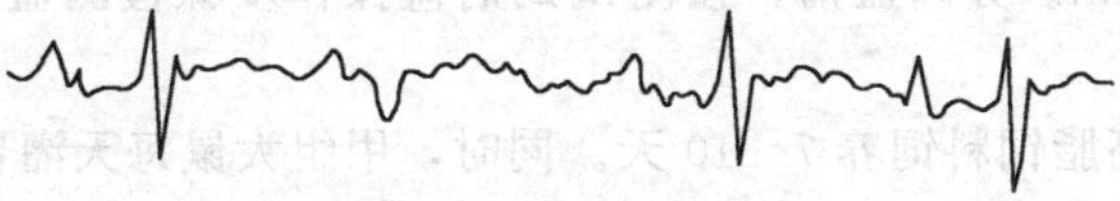

心律失常心电图

图 8-4 正常心电图与心律失常心电图

(0.1ml/100g)，乙组注射等容量生理盐水，按上述要求描记心电图。以能否立即制止心律失常或心律失常的持续时间有无缩短为指标，评价利多卡因对氯化钡诱发心律失常的治疗作用。

【结果】 剪辑曲线并打印，汇总各组结果，分别计算各组动物心率和心律失常持续时间的均值（$\overline{x}$）和标准差（s），并进行组间显著性 t 检验，将结果填入表 8-6。

表 8-6 利多卡因对氯化钡引起的心律失常的对抗作用（$\overline{x} \pm s$）

组别	动物数(n)	剂量/(g/kg)	给药前心率/(次/min)	注射氯化钡后心率/(次/min)	心律失常持续时间/min
生理盐水					
利多卡因					

【注意事项】

① 将电极针头插入动物皮下时，应避免插在血管里，因为血液在针头中凝固，会影响导电性，使心电图无法标记。

② 本实验中麻醉药水合氯醛不能以戊巴比妥等替代，否则不易引起较为恒定的心律失常。

③ 因利多卡因拮抗氯化钡诱发心律失常作用奏效极快，因而在推注利多卡因期间即可描记心电图。

【思考题】

1. 对室性心律失常哪些药物作用较好？
2. 利多卡因治疗哪种心律失常的效果好？为什么？其特点是什么？

实验 69 氯贝丁酯对大鼠高血脂的影响

【目的】 学习形成高血脂的动物模型的建立；观察氯贝丁酯对大鼠血脂的影响；了解血清总胆固醇及甘油三酯的测定方法。

【原理】 利用高脂饮食造成动物高血脂模型，通过生化实验方法提取出胆固醇、甘油三酯并测定其吸光度来判断药物对模型的影响。

【材料】

动物：大鼠，体质量 200～250g，雄性。

药物：3.5%氯贝丁酯溶液、生理盐水。

试剂：高脂饲料（由 1%～4%胆固醇、10%猪油、0.2%甲基硫氧嘧啶、86%～89%的基础饲料组成）、胆固醇（TC）测试试剂盒、甘油三酯（TG）测试试剂盒、乙醚、苦味酸溶液。

主要器材：分光光度计、离心机、天平、注射器及灌胃针头、试管。

【方法】

1. 取大鼠 4 只，称重、标记，随机分为两组，各组大鼠禁食 15～18h 后，用乙醚浅麻醉，心脏穿刺采血约 1ml。分离血清，按测试试剂盒操作步骤检测血清 TC、TG 含量，作为正常值。

2. 各组大鼠均以高脂饲料饲养 7～10 天。同时，甲组大鼠每天灌胃给予 3.5%氯贝丁酯溶液（1ml/100g），乙组大鼠每天灌胃给予等体积的生理盐水。实验第 11 天，再次禁食 15～18h 后采血，检测血清 TC、TG 含量。比较各组间及给药前后血脂变化情况，观察氯贝丁酯的作用。

【结果】 汇总各组结果，分别计算各组动物给药前后 TC 和 TG 的均值（$\overline{x}$）和标准差（s），并进行组间显著性 t 检验，将结果填入表 8-7。

表 8-7 氯贝丁酯对大鼠高血脂的影响（$\overline{x}\pm s$）

组 别	动物数(n)	剂量/(g/kg)	给药前/(mmol/L)		给药后/(mmol/L)	
			TC	TG	TC	TG
生理盐水						
氯贝丁酯						

【注意事项】

① 血清分离出后应尽快进行测定。

② 黄疸及溶血标本对实验结果基本无影响。

③ 吸光度高于 0.7 以上者，应用空白稀释后比色或将血清减半操作。

【思考题】

1. 几种脂蛋白与动脉粥样硬化有何关系？

2. 如何控制血清总胆固醇和甘油三酯测定过程中的影响因素？

（李庆林　王训翠　程卉）

第九章 泌尿系统药物实验

1. 利尿药的实验方法

（1）代谢笼实验法　用代谢笼收集较小动物 24h 内的尿液量，称为“代谢笼实验法”，适用于大鼠及小鼠。为了防止尿液的蒸发和粪便的污染，可选用特别的集尿装置或用滤纸吸附尿液加以称重，用此类方法时，实验环境（气温和湿度）的影响较大，应予以控制，室温以 20℃左右为宜。

（2）输尿管导尿管法　一般以猫、犬、家兔等动物为实验对象，常选用雄性动物，实验前用常水作为负荷，麻醉后，进行双侧输尿管插管收集尿液。实验可在较短时间内完成，受外界环境影响也较少，但动物处于麻醉状态下，与清醒动物还有区别。欲进行清醒动物的利尿实验，可采用膀胱瘘法，即预选给犬或猫进行膀胱瘘手术，2 周后切口愈合，再将动物固定于特制支架上收集尿液。此法可避免麻醉药对尿液分泌的影响，但这种实验相对较复杂，筛选实验较少采用。

（3）家兔导尿管集尿法　取雄性家兔，给予水负荷后，背位固定于兔手术台，将已用液体石蜡润滑过的导尿管自尿道轻轻经过膀胱括约肌插入膀胱，导尿管下接量筒，收集一定时间的尿液。

利尿药筛选实验中，可选用多种动物进行，例如大鼠、小鼠、猫或犬等动物，大鼠较为常用，对人体有利尿作用的药物在大鼠实验中一般均可获得较好的利尿效果，因此，利尿药的筛选实验常首选大鼠，必要时还可选用另一种动物加以验证。家兔不是首选动物，但因其价廉易得，某些初筛实验也可用家兔代替犬进行直接集尿的实验。

2. 抗利尿药的实验方法

蟾蜍离体膀胱法：主要测定抗利尿激素（ADH）体外对蟾蜍膀胱通透性的影响，实验宜在夏秋季进行（因为蟾蜍膀胱的反应性受季节性影响较大）。由于 ADH 对蟾蜍离体膀胱水通透性的影响与其哺乳动物肾脏远曲小管和集合管的作用相似，目前蟾蜍离体膀胱实验已被广泛用于分析 ADH 的作用机制和药物引起的肾性尿崩症。

实验 70　氢氯噻嗪对大鼠的利尿作用（代谢笼法）

【目的】 学习利尿药的实验方法（代谢笼法）；观察氢氯噻嗪对大鼠的利尿作用。

【原理】 氢氯噻嗪为中效利尿药，主要作用于远曲小管初端，抑制 Na^{+}-Cl^{+} 同向转运载体增加 NaCl 的排泄而起到利尿作用；采用代谢笼实验法，用代谢笼收集较小动物一定时间内的尿液量，观察利尿药的利尿作用。

【材料】

动物：大鼠，体质量 180～220g，雄性。

药物：2.5% 氢氯噻嗪溶液、生理盐水。

主要器材：代谢笼、天平、注射器及灌胃针头、量筒、小烧杯。

【方法】 取大鼠4只，称重、标记，随机分为两组，各组大鼠腹腔注射生理盐水（2ml/100g），并轻压下腹部使膀胱排空后，甲组灌胃给予2.5%氢氯噻嗪溶液（1ml/100g），乙组灌胃给予等容量生理盐水。给药后将大鼠放入代谢笼内，60min后收集两组动物的尿量，共3次，每次60min。将两组大鼠相应时间内尿量的均值进行组间比较，做统计学处理，比较两组间不同时间大鼠尿量的差异。

【结果】 汇总各组结果，分别计算各组动物不同给药时间尿量的均值（$\overline{x}$）和标准差（s），并进行组间显著性t检验，将结果填入表9-1。

表9-1 氢氯噻嗪对大鼠的利尿作用（$\overline{x} \pm s$）

组 别	动物数（n）	剂量/(mg/kg)	给药后不同时间尿量/ml		
			60min	120min	180min
生理盐水					
氢氯噻嗪					

【注意事项】

① 正式实验前，将大鼠放入代谢笼1～2天适应环境，观察自由饮水条件、尿量是否稳定。同时实验前18h大鼠禁食，以减少粪便的干扰。

② 为排除动物间的个体差异，可将禁食大鼠用水负荷，收集2h内尿量，能达到灌注量40%以上的大鼠较适宜用于利尿药实验。

③ 若无代谢笼可用普通鼠笼或量筒代替。本实验亦可用小鼠，但体质量要在25g以上。

【思考题】 分析本实验结果的可能影响因素及如何控制？

实验71 呋塞米对家兔尿量及尿液中钠、钾和氯离子的含量影响（导尿管法）

【目的】 学习急性利尿实验方法（家兔导尿管法）；观察呋塞米对不麻醉兔（清醒状态）的利尿作用；观察呋塞米对水、电解质排泄的影响，了解利尿药、脱水药的作用机制。

【原理】 采用导尿管法，将导尿管插入动物膀胱内，尿液通过导尿管收集在烧杯或量筒内，通过测定尿量的多少来反映呋塞米的利尿作用。钠、钾离子经火焰光度计激发后，可发出特异光谱，利用光度计中的光电管及检流计测定光的强度，尿液中金属离子浓度越高，发射光越强，其含量与检流计所显示的读数成正比。若与已知钠、钾离子浓度的标准液对比，即可以测出尿中的钠、钾离子浓度。用硝酸银标准液慢慢滴加于含有铬酸钾的尿液中，直滴至不褪色的橘红色为止，记录所消耗的硝酸银毫升数。以公式算出100ml尿液中所含有的氯离子的量。由于硝酸银可与尿液中的氯离子沉淀为氯化银，如硝酸银略过量，便可以与铬酸钾形成橘红色的铬酸银。通过家兔导尿管法，观察呋塞米对家兔的利尿作用。测定尿中钠、钾、氯离子的排泄量，说明利尿药排除过多细胞外液的能力。

【材料】

动物：家兔，体质量2～3kg，雄性。

药物：1%呋塞米、生理盐水。

试剂：硝酸银标准液、20%铬酸钾、液体石蜡、去离子水。

主要器材：手术台、手术器械、天平、胃管、开口器、导尿管、注射器、锥形瓶、烧杯、刻度试管、吸管、量筒、蒸发皿、胶布。

【方法】

1. 取雄性家兔2只，分别称重、标记，随机分为两组，每只家兔用胃管灌入去离子水40ml/kg。30min后，将兔背位固定于手术台上。

2. 将导尿管前端用液体石蜡润滑，自尿道口逆行缓慢插入膀胱。导尿管通过膀胱括约肌进入膀胱后，即有尿液自导尿管滴出。再插入1～2cm（共插入8～12cm），用胶布将导尿管与兔体固定。

3. 将最初5min内滴出的尿液弃去不计。待尿液滴数稳定后，在导尿管下接一量筒，记录每分钟尿液滴数，收集30min内滴出的尿液，计算体积（ml）（亦可用自动计滴装置计数30min内每分钟尿液滴数），作为给药前的对照值。

4. 耳缘静脉注射给药　两组家兔分别经耳缘静脉给予1%呋塞米溶液（1ml/kg）和等容量生理盐水。给药后收集30min内的尿量，比较各组给药前后尿量的变化，并测定尿液中钠离子和氯离子的含量。

5. 尿液中钠离子和氯离子的含量测定

（1）尿氯的测定　用 $AgNO_3$ 将尿中 Cl^- 沉淀为 AgCl，过量的 $AgNO_3$ 与 K_2CrO_4 指示剂作用，形成橘红色 Ag_2CrO_4，标志终点。用吸管准确取尿样1.0ml，置蒸发皿中，加蒸馏水10ml和20% K_2CrO_4 2滴，缓慢滴入 $AgNO_3$，边滴边摇，至呈不褪色的橘红色为止，记录消耗 $AgNO_3$ 毫升数。

Cl^- 浓度（mg/100ml）＝$AgNO_3$ 的体积（ml）×0.606×100

（2）尿中钠、钾离子的测定　测定尿钠时，精确吸取尿样0.2ml，加去离子水9.8ml；测定尿钾时，精密量取尿样0.5ml，加去离子水9.5ml，稀释后的尿样进行检测，个别样品浓度过大时可进一步稀释。

$$尿中\ Na^+(K^+)浓度 = c_0 \times A_X / A_0 \times 稀释倍数$$

式中，c_0 为标准液中 Na^+（K^+）浓度；A_0 为标准液读数；A_X 为尿样读数。

【结果】　汇总各组结果，分别计算各组动物给药前后尿量及钠、钾和氯离子含量的均值（$\overline{x}$）和标准差（s），并进行组间显著性 t 检验，将结果填入表9-2。

表9-2　呋塞米对家兔尿量及尿液中钠、钾和氯离子的含量影响（$\overline{x} \pm s$）

组　别	动物数（n）	剂量/(mg/kg)	给药前尿量/ml	给药后尿量/ml	Cl^-/(mg/100ml)	Na^+/(mg/100ml)	K^+/(mg/100ml)
生理盐水							
呋塞米							

【注意事项】

① 实验最好选用体质量较大的雄性家兔，以便于插导尿管，在实验前24h应供应充足的饮水或青饲料喂养，实验前让家兔水负荷完全。

② 插导尿管时动作应轻巧，以免引起膀胱括约肌痉挛。为避免导尿不畅，可在导尿管的尖端两侧各剪一小孔。导尿管插入的深度也应适当。

③ 每次记录尿量前，均要用手轻压家兔下腹以排尽膀胱中的尿液，用药1～3min应有尿液流出，若无尿液，可轻转导尿管，即可见尿液流出。

④ 测定尿液中的钠离子以火焰光度法最为简便可靠，在没有火焰光度计的场合，也可用醋酸铀镁比色法来进行。

【思考题】　根据实验结果，分析呋塞米为何有较强的利尿作用及机制？

（汪　宁）

第十章 血液系统药物实验

1. 促凝药实验方法

常采用剪尾法，即给药后在小鼠尾尖 3mm 处断尾，以出血到自然止血的时间作为测试出血时间的指标。此方法简便易行、快速和实用，能反映药物对出血时间的影响。

2. 抗凝药实验方法

（1）试管法　自家兔耳缘静脉取血（血液进入注射器开始计时）轻轻沿试管臂放入试管内，每隔 30s 轻轻倾斜试管一次（角度约为 30°），观察血液是否流动，直至试管倾斜到 90° 血液不再流动为止，停止计时，即为凝血时间。此方法操作简单易行，但受多种因素影响，应严格控制实验条件，提高可靠性。

（2）玻片法　摘去小鼠一侧眼球，即有血液流出，于载玻片滴一滴血，开始计时，每隔 30s 用大头针挑一次，观察有无血丝。从采血开始到挑起血丝止，即为凝血时间。此方法简单易行，成功率高，但易混有组织凝血活酶，故可靠性差。

（3）毛细玻管法　用毛细玻璃管自小鼠眼内眦球后静脉丛取血，自血液入管开始计时，观察毛细玻璃管被折断时是否有血丝，至血丝出现为止，所历时间即为凝血时间。此方法简便易行，对实验动物无损伤。

3. 抗血栓药实验方法

抗血栓药的筛选有动-静脉旁路血栓形成法、电刺激法、光化学法、体外血栓形成法、药物引起血栓法、下腔静脉血栓形成法。各种血栓模型以大鼠最为常用，其次是兔、小鼠和犬，可根据不同的情况选用合适的模型。

（1）动-静旁路血栓形成法　用中间段插有丝线的三段聚乙烯管与右颈总动脉及左颈外静脉连接形成血流旁路，开放血流 15min 后，迅速取出丝线称重，总重量减去丝线重即为血栓湿重。动物一般使用大鼠，此方法简便、经济且已很成熟，能反映药物对血小板聚集的抑制作用。

（2）电刺激法　用电流刺激目标血管，可使血管中形成血栓，此方法常用于制备颈总动脉血栓模型和冠状动脉血栓模型。颈总动脉血栓模型常用大鼠，冠状动脉血栓模型常用犬。本方法操作简单，是一种可选用的方法，但易受到环境温度、仪器稳定性等因素的影响，实验中应注意。

（3）光化学法　以某光源作为激发光照射目标血管，同时经颈静脉或股静脉注射进色素如荧光素钠，经光-色素反应，诱发血栓的形成。此法可制备肠系膜微静脉血栓、大脑中动脉血栓和耳蜗微血栓，动物一般使用大鼠和豚鼠。本模型具有定位、定量、可控等优点，且重复性和稳定性好，实验操作简便，但操作过程中要注意激光照射区域不可变动。

（4）体外血栓形成法　体外血栓测定，一般是按照 Chandler 法。使用 Chandler 体外血栓形成仪模拟体内血液流动状态，形成血栓。本法能够直观细致地观察到体内血栓的形成及形成血栓的形态，为血栓及抗栓的研究带来了极大的便利。

（5）药物引起血栓法　利用一些促进血栓形成药物，如兔脑粉-高分子葡萄糖、角叉菜胶、胶原-肾上腺素及花生四烯酸等注射于某动脉血管，造成血栓形成。可以用于制备肺血栓、脑血栓、肢体动脉血栓，动物一般使用大鼠。

（6）下腔静脉血栓形成法　大鼠麻醉后开腹分离下腔静脉，于左肾静脉下方用粗丝线结扎下腔静脉，阻断静脉血，促使血栓形成。此法建立的静脉血栓是血栓形成的“经典途径”，能较好地模拟血管阻塞性血栓形成，反映自然的病理过程，动物一般用大鼠。

4. 抗血小板聚集药实验方法

（1）比浊法　富血小板血浆（PRP）的浊度与血小板的数目有关，因此利用血小板聚集仪中的光电系统将 PRP 的浊度转换为电讯号变化，并进行描记，根据所记曲线可求出血小板聚集的程度。

（2）比值法　EDTA-福尔马林溶液中的福尔马林能够固定循环血液中的自发性血小板聚集物，而在无福尔马林的 EDTA 溶液中，自发性血小板聚集物会解聚。通过比较两溶液中游离血小板数的比值可算出血小板聚集率。此法能了解体内血小板聚集程度，操作简便，适用于观察病理状态下血小板聚集功能。

（3）血栓法　利用动-静脉旁路血栓形成法制备血栓模型，获得血栓湿重，将对照动物和给药动物血栓湿重进行显著性检验来判断血小板黏附聚集功能。本法能反映整体动脉血流中血小板的黏附聚集功能，方法简便。

实验 72　维生素 K_1 对小鼠出血时间的影响

【目的】 观察对维生素 K_1 对小鼠出血时间的影响及了解出血时间的测定方法。

【原理】 肝脏中合成的凝血因子的前体物质要经羧化酶脱羧才具有活性，维生素 K 是羧化酶的辅酶，因此维生素 K 具有促凝血作用。小鼠断尾后，自出血到自然凝血所需时间作为测试出血时间的指标，出血时间长短与毛细血管功能、组织收缩力、组织因子、血小板的数量和功能、纤溶等因素有关。

【材料】

动物：小鼠，体质量 18～22g，雌雄各半。

药物：1%维生素 K_1 溶液、生理盐水。

主要器材：天平、注射器及灌胃针头、直尺、剪刀、秒表、滤纸。

【方法】 取小鼠 4 只，称重、标记，随机分为两组。甲组腹腔注射 1%维生素 K_1 溶液（0.2ml/10g），乙组腹腔注射等容量生理盐水。给药 1h 后，固定小鼠，以直尺测量鼠尾长度并在尾尖 3mm 处标记，分别以剪刀从 3mm 处横断，待血液自行溢出开始计时，每隔 30s 用滤纸吸去血滴 1 次，直至血液自然停止（滤纸吸时无血）为止，计算出血时间，所得数据与对照组进行显著性测定。

【结果】 汇总各组结果，分别计算各组动物出血时间的均值（$\overline{x}$）和标准差（s），并进行组间显著性 t 检验，将结果填入表 10-1。

表 10-1　维生素 K_1 对小鼠出血时间的影响（$\overline{x} \pm s$）

组　别	动物数(n)	剂量/(mg/kg)	出血时间/s
生理盐水			
维生素 K_1			

【注意事项】

① 小鼠断尾后待血液自然流出，严防挤压断面。

② 小鼠固定可以用6～8cm的长布条和图钉固定于木板上，或将小鼠放于固定器内。

③ 选择在鼠尾相同部位处切断。

【思考题】 讨论维生素K_1的促凝机制。

实验73 肝素对小鼠凝血时间的影响

【目的】 观察肝素对小鼠凝血时间的影响和了解凝血时间的测定方法。

【原理】 肝素通过激活抗凝血酶Ⅲ和灭活多种凝血因子，广泛地干扰体内凝血过程，发挥强大的体内、体外抗凝血作用。以血液在玻璃毛细管内这段时出现血凝丝所历时间为指标，判断肝素的抗凝血作用。

【材料】

动物：小鼠，体质量18～22g，雌雄各半。

药物：50U/ml肝素溶液、生理盐水。

器材：毛细玻璃管（内径1mm，长度10cm）、天平、注射器、秒表、棉球。

【方法】 取小鼠4只，称重、标记，随机分为两组。甲组腹腔注射50U/ml肝素溶液(0.2ml/10g)，乙组注射等量的生理盐水，给药后20min，用毛细玻璃管插入小鼠眼内眦球后静脉丛，深约5mm。自血液流进毛细玻璃管内开始计时，待血液注满玻璃管后，取出平放于桌面上。每隔30s折断玻璃管，并缓慢向左右拉开，观察折断处是否有血凝丝出现，直至血凝丝出现为止，所需时间即为凝血时间。

【结果】 汇总各组结果，分别计算各组动物凝血时间的均值（$\bar{x}$）和标准差（s），并进行组间显著性t检验，将结果填入表10-2。

表10-2 肝素对小鼠凝血时间的影响（$\bar{x}\pm s$）

组别	动物数(n)	剂量/(U/kg)	凝血时间/s
生理盐水			
肝素			

【注意事项】

① 凝血时间可受室温影响，温度过低凝血时间延长。本实验以室温在14～18℃为宜。

② 毛细玻璃管采血后不宜拿在手上，以免影响实验结果。

【思考题】 根据实验结果，讨论肝素抗凝作用的机理与临床应用。

实验74 阿司匹林抗血栓的形成

【目的】 观察阿司匹林的抗血栓作用及了解体外血栓形成方法。

【原理】 阿司匹林能抑制环氧酶，减少血栓素TXA_2生成，抑制血小板聚集而阻止血栓形成。

【材料】

动物：家兔，体质量2～3kg，雌雄兼用。

药物：0.05%阿司匹林混悬液，0.5%羧甲基纤维素钠。

器材：Chandler体外血栓形成仪、恒温烘箱、电子天平、硅化注射器、硅胶血栓管、眼科剪、干燥滤纸、硫酸纸、刻度尺、玻璃培养皿。

【方法】

1. 动物处理　取家兔2只，称重、标记，随机分成两组。实验前1h甲组灌胃给予0.05%阿司匹林混悬液（1ml/kg），乙组给予等容量0.5%羧甲基纤维素钠。

2. 测定方法　将Chandler体外血栓形成仪接通电源，打开控制温度开关，将控温指针调到37℃。校准控温指针，使"测满开关"于测位，调整控温指针至100℃，使"测满开关"复位，当控温指针至37℃时，用硅化注射器自家兔心脏直接取血2ml，注入已标好刻度（1.8ml）的硅胶血栓管中，套紧血栓管放入Chandler体外血栓形成仪中，立即启动转盘，以12r/min旋转10min，仪器自动停转，立即取出硅胶血栓管，用眼科剪小心取出血栓，令其自然下垂放在干燥滤纸上，测量血栓长度（mm），后将血栓放在干燥滤纸上除去浮血置于已称重的硫酸纸上称重（mg），将所得重量减去纸片重量，即得血栓湿重。将放有血栓的硫酸纸片放入玻璃培养皿中，置恒温烘箱64℃干燥20～30min称重，得血栓干重。

【结果】　汇总各组结果，分别计算各组动物血栓长度、血栓湿重和血栓干重的均值（$\overline{x}$）和标准差（s），并进行组间显著性t检验，将结果填入表10-3。

表10-3　阿司匹林对血栓形成的影响（$\overline{x}\pm s$）

组　别	动物数(n)	剂量/(g/kg)	血栓长度/mm	血栓湿重/mg	血栓干重/mg
羧甲基纤维素钠					
阿司匹林					

【注意事项】

① 实验用血栓管最好选用硅胶管，能免去硅化之繁琐，此外硅胶管耐热性、抗老化性优于塑料管。

② 硅胶管用过以后要用柔和的清洁剂、细软毛刷清洗，用蒸馏水冲洗后，自然风干，勿用烘箱烘干。

③ 仪器的温度要恒定，保持37℃。

④ 测量血栓时，要尽量自然下垂，切勿拖拉。

⑤ 测量血栓湿重时，要吸干血栓表面的浮血。

【思考题】　根据实验结果，讨论阿司匹林的作用机制及血栓模型基本有哪几种，各有何特点？

实验75　噻氯匹定对血小板聚集的影响

【目的】　了解血小板聚集实验方法；观察噻氯匹定的抗血小板聚集作用及作用环节。

【原理】　血小板在体内外受到诱导剂的刺激，可发生急剧变形，暴露膜上受体相应位点，与纤维蛋白原结合而导致血小板聚集。

测定血小板聚集性的方法有多种，如比浊法、比值法和血栓法等。比浊法最常用。

富血小板血浆（PRP）具有一定的浊度，其浊度高低与所含血小板数目相关。当PRP中加入诱导剂后，在搅拌条件下，部分血小板聚集成聚集物，PRP浊度下降，透光度增加，因此，以PRP浊度的变化来表示血小板的聚集程度。同时，利用血小板聚集仪中的光电系统将PRP的浊度变化转换为电讯号变化，用记录仪进行描记，通过描记的曲线可求出血小板聚集程度。

【材料】

动物：大鼠，体质量250～300g，雄性。

药物：0.05%噻氯匹定溶液、生理盐水。

试剂：3.2%枸橼酸钠溶液、4μmol/L二磷酸腺苷溶液、3%戊巴比妥钠溶液、苦味酸溶液。

器材：血小板聚集仪、离心机、显微镜、手术台、手术器械、纱布、塑料试管、搅拌子、比浊杯、微量进样器、吸头、天平、注射器。

【方法】

1. 动物处理 取雄性大鼠4只，称重、标记，随机分为两组。实验前1h甲组灌胃给予0.05%噻氯匹定溶液（1ml/kg），乙组灌胃给予等容量生理盐水。

2. 标本的制备

（1）制备富血小板血浆（PRP） 大鼠用3%戊巴比妥钠0.1ml/100g腹腔麻醉，分离颈总动脉，用注射器经颈总动脉取血，加3.2%枸橼酸钠1∶9抗凝。800r/10min离心，上清液即为PRP。小心吸取上清液备用。

（2）制备贫血小板血浆（PPP） 将吸出PRP后余下的血浆4000r/min离心10min，取上清液即为PPP。

（3）用PPP稀释PRP中血小板数目至每毫升6×10^8～7×10^8个。

3. 测定方法

（1）聚集仪预热15min后，将PRP插入聚集仪预热孔中，37℃孵育5min。

（2）取PPP 200μl于比浊管中，插入比浊孔中调零。

（3）取PRP 200μl于比浊管中，加入搅拌子，插入该比浊孔中。加4μmol/L二磷酸腺苷22μl于PRP管中，迅速混匀。观察PRP在1min、3min、5min的聚集率及5min内的最大聚集程度，计算药物抑制聚集率。

$$\text{最大聚集率}=\left(\frac{\text{最大聚集时距 PRP 基线的高度}}{90}\times10\right)\times100\%$$

$$\text{噻氯匹定抑制聚集率}=\frac{\text{生理盐水组最大聚集率}-\text{噻氯匹定组最大聚集率}}{\text{生理盐水组最大聚集率}}\times100\%$$

【结果】汇总各组结果，分别计算各组动物血小板最大聚集率和抑制聚集率的均值（$\bar{x}$）和标准差（s），并进行组间显著性t检验，将结果填入表10-4。

表10-4 噻氯匹定对大鼠血小板最大聚集率的影响（$\bar{x}\pm s$）

组　别	动物数(n)	剂量/(g/kg)	血小板最大聚集率/%	抑制聚集率/%
生理盐水				
噻氯匹定				

【注意事项】

① 取血要迅速准确，避免反复穿刺。

② 制备的血小板应置于室温。测定聚集时，聚集仪的温度应严格控制在（37±0.1）℃。

③ 大鼠血小板计数应尽可能控制于每毫升6×10^8～7×10^8个。

④ 取血注射器和离心管必须是已硅化处理的。

【思考题】根据实验结果，在分离PRP时若吸入红细胞会有何影响？

（韩　茹）

第十一章 内分泌系统药物实验

内分泌系统由身体各处的内分泌腺和兼有内分泌功能的器官、组织或细胞构成，是通过激素传输信息调节靶细胞功能活动的系统。内分泌腺是体内的一种无管腺体，包括垂体、甲状腺、甲状旁腺、肾上腺、性腺、胰岛、胸腺及松果体等；内分泌组织或内分泌细胞包括胃肠道黏膜、脑、心、肺、肾等处分散的内分泌组织或内分泌细胞。

内分泌腺或组织分泌的激素直接进入体液中而传递化学信息到全身各个器官、组织，并与神经系统和免疫系统相互协同，共同实现对机体各种功能系统活动的整合作用，从而维持内环境稳态，使机体能适应生存环境的变化。当此平衡遭到破坏时，生命活动无法正常进行，出现相应的内分泌系统疾病。常见内分泌系统疾病包括糖尿病、甲状腺激素亢进等。本章通过药物降血糖实验、药物对甲状腺激素的影响实验、药物对性激素的影响实验三方面来反应内分泌系统疾病的药物治疗及其药理实验方法。

研究药物的降血糖作用一般包括整体实验和离体实验。整体实验常用药物破坏动物的胰岛细胞，使细胞内胰岛素缺乏，也可在给予小剂量链脲霉素造成胰岛素细胞轻度受损的基础上，给动物高热量饲料，引起动物肥胖，同时伴有高血脂、高胰岛素血症及胰岛素抵抗。离体实验一般选做糖代谢实验或胰岛细胞体外培养等实验，但后者难度较大，对实验室设施及实验技术要求较高，不易开展。

常用整体实验方法如下。

1. 胰腺切除法　全部或部分切除实验动物的胰腺可引起胰岛素缺乏性糖尿病。但由于缺乏选择性，本法也可引起其他胰腺内分泌激素如胰高血糖素和胰多肽的缺乏。

2. 化学性糖尿病　注射四氧嘧啶、链脲霉素、双硫腙等化学药物可选择性破坏胰岛β细胞，引起不同程度的糖尿病，直至酮症酸中毒。此法经典可靠，是复制实验性糖尿病模型的经典方法。

3. 免疫性糖尿病　制备豚鼠抗胰岛素血清，将此抗血清注射大鼠，抗血清与大鼠血液循环中的胰岛素发生中和反应，导致胰岛素缺乏，并可持续数小时，产生一过性糖尿病症状。此方法缺点为一过性，可自行缓解，难以掌握给药时间。

甲状腺含有两种类型的激素：①甲状腺激素，包括甲状腺素（T_4）和三碘甲状腺原氨酸（T_3）；② 降钙素。T_3 和 T_4的作用主要是维持机体的生长和发育，促进代谢过程，使产热和氧耗增加，提高基础代谢率，并增加心脏对儿茶酚胺的敏感性。常根据这些作用来选择甲状腺和抗甲状腺药物的实验方法。

常用实验方法如下。

1. 甲状腺摘除实验　甲状腺激素是维持机体正常生长发育必需的激素。幼年动物摘除甲状腺后，其生长发育停滞，体质量较同年正常动物显著减轻。如给适量的甲状腺激素或类似制剂做替代治疗，动物的生长发育和体质量皆可恢复。甲状腺摘除实验是评价甲状腺激素类药物最为原始而简单可靠的方法。

2. 耗氧（耐缺氧）实验　甲状腺素能提高机体基础代谢，促进细胞氧化过程，增

加耗氧量和 CO_2 产量。通过测定耗氧量来反应机体甲状腺激素水平的高低。该方法简便易行，但重现性较差。动物活动的多少、室温的高低及不同的测量时间均可影响实验结果。

3. 甲状腺对^{131}I吸收率实验　维持甲状腺正常功能需要足够的碘。甲状腺摄取碘离子合成甲状腺激素，摄取碘离子的数量和速度与其功能状态有关。示踪^{131}I进入机体后，同样被甲状腺摄取。利用^{131}I能发射γ射线的特性，可测量甲状腺对^{131}I的吸收率与速度，以判断甲状腺的功能状态和药物的作用。此方法易受许多因素影响，故应结合其他实验，综合评价药物的疗效。

性激素实验法主要有放射免疫测定法、生物效应法、组织活检法、化学测定法、放射受体试验法等，其中放射免疫测定法，以其精确、特异、敏感、简单易行等特点，逐渐占主导地位；生物效应法、组织活检法、化学测定法是传统的激素测定方法，有相当的可靠性，敏感度不及放射免疫测定法，但物质条件要求较低，不失为学生实验的良好方法；而放射受体试验法，由于对受体蛋白的提取与浓缩有较大的难度，故少应用。

目前用于检测性激素的实验指标较多，通过指标的检测可反应性激素水平的高低。其中通过检测血浆睾酮含量、包皮腺的重量、附性器官（前列腺、精液囊）等指标来观察药物的雄激素作用；通过测定提肛肌/前列腺的比值和尿氮含量等指标可观察药物对同化激素的影响；通过血浆雌二醇的免疫试验、阴道上皮角化实验、小鼠子宫重量法等实验可观察药物对雌激素的影响；通过血浆孕酮放射免疫实验、蜕膜瘤实验、兔子宫内膜转化实验、黄体形成实验等观察药物对孕激素的影响以及通过大鼠垂体摘除实验、小鼠子宫增重实验、大鼠睾丸增重实验、大鼠卵巢增重实验等观察药物对促性腺激素的影响。

实验 76　格列本脲对链脲霉素致糖尿病大鼠血糖的影响

【目的】 学习糖尿病模型的造模方法及测定血糖值的方法；观察格列本脲（优降糖）对糖尿病大鼠血糖值的影响。

【原理】 链脲霉素可专属性地破坏胰岛β细胞，使胰岛素合成受损，造成胰岛素缺乏，类似人类1型糖尿病，通过观察药物对此模型动物的血糖影响来评价药效。优降糖通过刺激胰岛β细胞分泌胰岛素及改善胰岛素敏感性，有显著降血糖作用。

【材料】

动物：大鼠，体质量180～220g，雌雄各半。

药物：1%格列本脲溶液、生理盐水。

试剂：0.5%链脲霉素枸橼酸缓冲液、血糖测试试剂盒、苦味酸。

主要器材：离心机、天平、注射器及灌胃针头、鼠笼、EP管、眼科镊。

【方法】 取健康成年大鼠，按80mg/kg一次性腹腔注射0.5%链脲霉素枸橼酸缓冲液，72h后各鼠眼眦取血1ml，静置30min后，3000r/min离心10min，取血清，严格按照血糖试剂盒操作步骤测空腹血糖，血糖值16mmol/L以上者确定为糖尿病模型大鼠。每组取筛选合格的大鼠4只，称重、标记，随机分为两组。甲组灌胃给予1%格列本脲溶液（1ml/100g），乙组灌胃给予等容量的生理盐水。连续给药30天，分别于给药后15天和30天依法测各组大鼠的血糖值。

【结果】 汇总各组结果，分别计算给药15天和30天的血糖值的均值（$\bar{x}$）和标准差（s），并进行组间显著性 t 检验，将结果填入表11-1。

表 11-1　格列本脲对链脲霉素致糖尿病大鼠血糖值的影响（$\overline{x}\pm s$）

组　别	动物数(n)	剂量/(g/kg)	给药前血糖值/(mmol/L)	给药后血糖值/(mmol/L)	
				15 天	30 天
生理盐水					
格列本脲					

【注意事项】 大鼠腹腔注射链脲霉素，是复制实验型糖尿病的经典方法。该法简单易行，但应控制好实验时间。注射链脲霉素形成高血糖 30 天以后，少数动物高血糖有所缓解，故本实验选取给药后 15 天和 30 天测定血糖值。

【思考题】

1. 格列本脲降血糖的作用机制是什么？

2. 采用链脲霉素复制糖尿病大鼠的原理是什么？

【附注】 0.5%链脲霉素枸橼酸缓冲液的配制：将链脲霉素 50mg 溶于 0.1mmol/L 枸橼酸缓冲液（pH4.5）10ml 中，临用前配制。

实验 77　甲状腺激素对甲状腺摘除大鼠生长发育的影响

【目的】 学习甲状腺摘除的实验方法；观察甲状腺激素对甲状腺摘除小鼠生长发育的影响。

【原理】 甲状腺激素是维持机体正常生长发育必需的激素。幼年动物摘除甲状腺后，其生长发育停滞，体质量较同年正常动物显著减轻。如给适量的甲状腺激素或类似制剂做替代治疗，动物的生长发育和体质量皆可恢复。

【材料】

动物：大鼠，体质量 60～80g，雌雄各半。

药物：0.1%甲状腺激素溶液、生理盐水。

试剂：3.5%水合氯醛溶液、苦味酸溶液、碘酒、75%酒精。

主要器材：分析天平、玻璃平皿、注射器及灌胃针头、手术剪、眼科镊、缝合针和线、棉球、尺子、大鼠手术台、鼠笼。

【方法】

1. 选取大鼠若干只，腹腔注射 3.5%水合氯醛溶液（0.1ml/10g），麻醉动物后，将动物仰卧固定于手术台上，剪去颈部毛发，用碘酒棉球及 75%乙醇棉球消毒皮肤，在胸骨上方正中切开皮肤，找出甲状腺。剥离摘除甲状腺，结扎血管止血，缝合皮肤切口。

2. 待恢复 2 天后，每组选取术后大鼠 4 只，称重、标记，随机分为两组。甲组灌胃给予 0.1%甲状腺激素溶液（1ml/100g），乙组灌胃给予等容量生理盐水。连续 30 天后，测量动物体质量、身体长度（动物头到尾根部长度），处死动物后剥离、摘取其睾丸（或子宫）、胸腺，称其湿重，并计算其睾丸（或子宫）系数和胸腺系数（mg/10g）。

【结果】 汇总各组结果，分别计算动物体质量、身体长度、睾丸（或子宫）及胸腺系数的均值（x）和标准差（s），并进行组间显著性 t 检验，将结果填入表 11-2。

表 11-2　甲状腺激素对甲状腺摘除大鼠生长发育的影响（$\overline{x}\pm s$）

组　别	动物数 (n)	剂量 /(g/kg)	动物体质量 /g	身体长度 /cm	睾丸(子宫)系数 /(mg/10g)	胸腺系数 /(mg/10g)
生理盐水						
甲状腺激素						

【注意事项】

① 利用动物甲状腺摘除法评价甲状腺激素类药物的作用，是最为原始且简单可靠的实验方法。

② 摘除甲状腺的幼年动物对甲状腺类制剂敏感性较高。药物在不同剂量时可呈现一定的量效关系。但剂量不宜过大，过大剂量使代谢增强，蛋白质合成受阻，动物消瘦，体质量减轻。

【思考题】

1. 甲状腺激素的作用机制是什么？

2. 影响本实验结果的因素有哪些？

实验 78　丙酸睾酮对去势大鼠附性器官重量的影响

【目的】 学习去势大鼠的模型制备方法；观察丙酸睾酮对去势大鼠精囊腺、前列腺发育的作用。

【原理】 哺乳动物性器官分主性器官与附性器官两大类：主性器官是指分泌性激素，促进附性器官发育成熟的性器官，如睾丸、卵巢；附性器官是指那些与生殖有关和依赖性激素增殖发育的器官。本实验利用雄性大鼠附性器官依赖于睾酮发育与增殖的原理来观察药物的雄激素样作用。丙酸睾酮是临床常用的雄激素药物，可显著提高机体雄激素的水平，促进附性器官的发育。

【材料】

动物：大鼠，体质量 40～60g，雄性。

药物：2.5%丙酸睾酮溶液、生理盐水。

试剂：3.5%水合氯醛溶液、苦味酸溶液、碘酒、75%酒精。

主要器材：分析天平、手术剪、眼科镊、刀片、注射器及灌胃针头、大鼠手术台、直尺、棉球、缝合针和线、滤纸、鼠笼。

【方法】

1. 取大鼠腹腔注射 3.5%水合氯醛麻醉（1ml/100g），背部固定，局部用碘酒、75%酒精棉球消毒，于阴囊两侧各做一 1cm 长纵形切口，挤出睾丸，于睾丸内侧穿线结扎，在睾丸与结扎线之间剪断，取出睾丸，缝合切口，局部用 75%酒精棉球消毒。

2. 饲养 1 天后，每组选取术后大鼠 4 只，称重、标记，随机分为两组。甲组肌内注射 2.5%丙酸睾酮（1ml/100g），乙组肌内给予等容量生理盐水，连续给药 14 天。

3. 于末次给药后 24h，脱颈椎处死动物，背部固定，在耻骨联合处向上做纵形切口，切开皮肤直至胸骨剑突下，推开腹腔内肠道，暴露盆腔，找出前列腺及精液囊，在前列腺的底部剪断、剥离，放于滤纸上，剪除脂肪及其他不需要的组织器官，在分析天平上称重，然后仔细分离精囊液，称重，总重量减去精囊液重量为前列腺重量，计算精囊腺和前列腺系数（mg/100g）。

【结果】 汇总各组结果，分别计算精囊腺、前列腺系数的均值（$\bar{x}$）和标准差（s），并进行组间显著性 t 检验，将结果填入表 11-3。

表 11-3　丙酸睾酮对去势大鼠附性器官脏器系数的影响（$\bar{x}\pm s$）

组　别	动物数(n)	剂量/(g/kg)	精囊腺/(mg/100g)	前列腺/(mg/100g)
生理盐水				
丙酸睾酮				

【注意事项】

① 应选用幼龄大鼠，易于观察药物对睾丸摘除大鼠附性器官发育的影响。

② 应注意清除腺体周围的脂肪等组织，以免影响实验的准确性。

③ 摘除前列腺、清除脂肪组织应由同一人承担，以使标准一致，不宜多人操作。

【思考题】

1. 影响本实验结果的因素有哪些？

2. 丙酸睾酮促进附性器官发育的原理是什么？

（戴　敏）

第十二章 疾病模型的复制

人类疾病的动物模型是指各种医学科学研究中建立的具有人类疾病模拟表现的动物，主要用于实验生理学、实验病理学和实验治疗学（包括新药筛选）的研究。

人类疾病的发展十分复杂，以人本身作为实验对象来深入探讨疾病发生机制，推动医药学的发展来之缓慢，临床积累的经验不仅在时间和空间上都存在局限性，而且许多实验在道义上和方法上也受到限制。而借助于动物模型的间接研究，可以有意识地改变那些在自然条件下不可能或不易排除的因素，以便更准确地观察模型的实验结果并与人类疾病进行比较研究，有助于更方便、更有效地认识人类疾病的发生发展规律，研究防治措施。

疾病动物模型应具有以下特点：①再现性好，应再现所要研究的人类疾病，动物疾病表现应与人类疾病相似；②动物背景资料完整，生命周期满足实验需要；③复制率高；④专一性好，即一种方法只能复制出一种模型。应该指出，任何一种动物模型都不能全部复制出人类疾病的所有表现，动物毕竟不是人体，模型实验只是一种间接性研究，只可能在一个局部或一个方面与人类疾病相似。所以，模型实验结论的正确性是相对的，最终还必须在人体上得到验证。复制过程中一旦发现与人类疾病不同的现象，必须分析差异的性质和程度，找出异同点，以正确评估。

人类疾病动物模型的分类如下。

1. 自发性动物模型　是取自动物自然发生的疾病，或由于基因突变的异常表现通过定向培育而保留下来的疾病模型。如大鼠的结肠腺癌、肝细胞癌模型，家犬的基底细胞癌、间质细胞癌模型等十余种。突变系的遗传性疾病很多，可分为代谢性疾病、分子性疾病、特种蛋白合成异常性疾病等。这类疾病的发生在一定程度上减少了人为因素，更接近于人类疾病，因此近年来十分重视对自发性动物疾病模型的开发。

2. 诱发性动物模型　诱发性动物模型是通过物理、生物、化学等致病因素的作用，人为诱发出的具有类似人类疾病特征的动物模型。制作方法简便，实验条件容易控制，重复性好，在短时间内可诱导出大量疾病模型，广泛用于药物筛选、毒理、传染病、肿瘤、病理机制的研究。但诱发性动物模型是通过人为限定方式而产生的，多数情况下与临床所见自然发生的疾病有一定差异，况且许多人类疾病目前还不能用人工诱发的方法复制，因而又有一定的局限性。

本章仅举例介绍各系统常用的动物病理模型的复制方法，为开展科学研究提供一些范例，其他动物病理模型的制备可参阅有关文献。

实验 79　二氧化硫致慢性支气管炎模型

【目的】 学习二氧化硫致慢性支气管炎动物模型的方法、原理及观测指标。

【原理】 有毒的化学气体 SO_2 对支气管黏膜有毒性刺激作用，长期反复地刺激呼吸道时，气管和支气管黏膜的杯状细胞和黏液腺分泌大量黏液，使纤毛的活动受到抑制，受损害的黏膜和纤毛为病毒和细菌的侵袭创造了条件，引起了支气管黏膜及其周围组织的慢性炎症。

【材料】

动物：小鼠，体质量18～22g，雌雄各半。

试剂：无水硫酸钠、浓硫酸。

主要器材：密闭实验箱、胶皮球囊、分液漏斗、抽气机、显微镜、天平。

【方法】 让小鼠吸入15×10^{-5}mol/L（10×10^{-5}～20×10^{-5}mol/L）SO_2，每日1h，每周6h，共60天，将动物放入实验箱内，将箱密闭。称取无水亚硫酸钠31.5g放入一个上面装有分液漏斗并和球囊相连的密闭瓶后，从分液漏斗加入浓硫酸24.5ml，将发生的SO_2气体收集在球囊内（如用SO_2钢瓶，此步骤可免）。将SO_2球囊（或SO_2钢瓶）和SO_2刺激装置的流量计连接，快速通入SO_2，使实验箱内SO_2浓度达到15×10^{-5}mol/L，然后开通抽气机，同时小量连续通入SO_2，以维持实验箱内SO_2的浓度。为了节约SO_2的用量，抽气量不必太大，只要能保证实验箱内的氧供应即可。在开始通SO_2时反复测定实验箱内SO_2的浓度。待箱内SO_2浓度稳定后，于30min、60min时各再测定1次。正常对照组小鼠，平行实验操作，放入密闭箱内，但不通入SO_2气体。

1. 气管腺体病理改变　用病理组织学方法观察支气管腺体的病理改变。
2. 纤毛数目　比较气管纤毛上皮细胞的纤毛数目多少。
3. 纤毛黏液运动速度　用垂直光显微镜在体观察动物气管纤毛黏液运送速度。
4. 咳嗽的喷雾时间　用浓氨水喷雾法和序贯法测定引起半数动物咳嗽的喷雾时间（EDT_{50}）。

【结果】 汇总各组结果，分别计算各组动物纤毛数目和纤毛黏液运动速度的均值（$\overline{x}$）和标准差（s），并进行组间显著性t检验，将结果填入表12-1。

表12-1　二氧化硫致小鼠慢性支气管炎纤毛数和纤毛黏液运动速度（$\overline{x}\pm s$）

组　别	动物数(n)	纤毛数目/根	纤毛黏液运动速度/(mm/min)
正常对照			
模型			

【注意事项】

① 为了得到较正常的对照组，应选用幼年动物。

② 可根据实验目的选用动物，如主要作组织学观察可用小鼠。

③ 复制模型的季节以春、秋为宜，冬季自发慢性支气管炎多，死亡率高；夏季实验箱温度升高，对动物是附加刺激。

④ 复制模型期间，对照组和模型组在完全相同的条件下饲养。

【思考题】 慢性支气管炎的造模方法有哪几种？各有哪些优缺点？

实验80　醋酸致大鼠胃溃疡模型

【目的】 学习醋酸致大鼠胃溃疡模型的方法和评价指标。

【原理】 以一定浓度的醋酸在胃窦部腹侧壁由胃的浆膜侧直接注入胃的黏膜下，形成化学因子侵袭性溃疡。

【材料】

动物：大鼠，体质量180～220g，雌雄各半。

试剂：0.1%醋酸、福尔马林溶液、麻醉乙醚、消毒用碘酒、酒精。

主要器材：微量注射器、游标卡尺、剪刀、镊子、天平。

【方法】 大鼠半空腹状态下吸入乙醚麻醉，仰卧固定于手术台上。剪去腹部被毛，无菌操作，在剑突下腹部正中切口 2.0～2.5cm，用弯止血钳在肝脏下方将十二指肠轻轻钩出，并将胃部轻轻拉到腹外，在胃的腹侧面，胃体部与幽门窦交界处用微量注射器从浆膜面进针 0.4～0.5mm，将 0.1%醋酸 0.05ml 注入黏膜下，形成丘疹。将胃轻轻送回，关腹，局部消毒。正常对照组大鼠，平行手术操作，注射等容量生理盐水 0.05ml。2 周后处死动物，开腹，结扎幽门和贲门，取胃浸泡于福尔马林溶液中，固定 30min，沿胃大弯剪开，将胃外翻，倒掉内容物，将其平铺在玻璃板上，在显微镜下观察溃疡形成情况，以溃疡长度(mm) 的总合作为溃疡指数。

【结果】 汇总各组结果，分别计算各组动物溃疡指数的均值（$\bar{x}$）和标准差（s），并进行组间显著性 t 检验，将结果填入表 12-2。

表 12-2 醋酸致大鼠胃溃疡指数（$\bar{x}\pm s$）

组别	动物数(n)	溃疡指数/mm
正常对照		
模型		

【注意事项】

① 醋酸必需注入黏膜下层，并在浆膜面形成丘疹，如注入胃腔内将不形成溃疡。

② 应尽量无菌操作，以免造成细菌性腹膜炎。

【思考题】 还有哪些物质可致实验性溃疡动物模型？

实验 81 兔失血性休克模型

【目的】 学习兔失血性休克模型的方法和原理。

【原理】 当因大血管破裂等原因导致大失血或采用动脉急性放血时，其急性失血量达总血量的 15%～20%时，就会发生休克，待血压降至 5.3kPa（40mmHg）时便达到休克。

【材料】

动物：家兔，体质量 2～3kg，雌雄各半。

试剂：3%戊巴比妥钠、75%酒精、枸橼酸钠。

主要器材：生理记录仪、兔手术台、剪刀、手术镊、医用脱脂棉、烧杯、动脉夹、动脉导管、钝性分离剪、止血钳、天平。

【方法】

1. 家兔称重，仰位固定，用 3%戊巴比妥钠 30～45mg/kg 耳缘静脉缓慢注射麻醉，手术前去毛，局部用 75%酒精消毒。

2. 麻醉后，迅速分离左颈总动脉，插入动脉导管，经压力传感器与多道生理记录仪相连，记录平均动脉血压、心率。

3. 分离股动脉插入动脉导管，用动脉夹夹住闭股动脉近心端，导管与另一端储血瓶相连，以备放血。从股动脉快速放血，将血盛于有抗凝剂的烧杯中（0.5g 枸橼酸钠/100ml 血，为以后抢救休克动物输血用）。边放边搅拌，直至动物呼吸深慢、血压下降至 40mmHg 左右，停止放血。放血量约为动物全血量的 2/5。一般以血压在 40mmHg 上下波动（不能有血压逐渐回升的趋势）为休克的标准。

4. 采用多导生理记录仪连续检测平均动脉压、心率。

5. 正常对照组家兔，平行手术操作，但不做放血处理，测量血压与心率时间与模型组时间一致。

【结果】 汇总各组结果，分别计算各组动物血压和心率的均值（$\overline{x}$）和标准差（s），并进行组间显著性 t 检验，将结果填入表 12-3 和表 12-4。

表 12-3 兔失血性休克模型的血压（$\overline{x}\pm s$） 单位：mmHg

组别	动物数(n)	失血前	失血后		输回失血量后	
			1h	2h	1h	2h
正常对照						
模型						

表 12-4 兔失血性休克模型的心率（$\overline{x}\pm s$） 单位：次/min

组别	动物数(n)	失血前	失血后		输回失血量后	
			1h	2h	1h	2h
正常对照						
模型						

【注意事项】

① 造模成功的指标和疗效观察，放血使血压降至 5.3kPa（40mmHg），此时为失血代偿期，此时给予抗休克药物，同时回输血液，血压可回升，动物可存活。

② 放血速度不宜过快，否则会突然死亡。如动物进入失代偿期晚期，此时将全部放出的血液输出机体，仍有 95%～98%动物可在输血后数小时内死亡。

【思考题】 动物失血性休克模型的方法有哪些？各有什么优缺点？

实验 82 甘油致大鼠急性肾衰竭模型

【目的】 学习甘油致大鼠急性肾衰竭模型的方法与检测指标。

【原理】 肌内注射甘油后，大鼠肾血流减少，肾小管内皮细胞肿胀，增大了肾血管阻力，血管节短性坏死，外膜纤维化，血管自身调节功能丧失，导致肾小球滤过率下降。另外，肾小球及肾小管周围纤维蛋白沉淀，血管内血液瘀积，血栓形成，血流不畅，导致肾小球滤过率下降，肾小管坏死。

【材料】

动物：大鼠，体质量 180～220g，雄性。

试剂：甘油、生理盐水。

主要器材：生化分析仪、电解质分析仪、注射器及针头、代谢笼、天平、光镜。

【方法】 将雄性大鼠置于代谢笼中。记录正常饮水量及尿量，用药前禁水 24h。选体质量减轻并有脱水的大鼠以 50%甘油（用生理盐水稀释）按 10ml/kg 分别在两侧后肢肌内注射作为模型组，注射等容量生理盐水作为正常对照组。大鼠自由进食和饮水，2h 后出现血红蛋白尿，48h 形成稳定模型。

1. 检测 24h 尿量、血清肌酐（BUN）、血清尿素氮（Scr）、总蛋白以及血清 K^+、Na^+。

2. 光镜检查肾小管病变情况。

【结果】 汇总各组结果，分别计算各组各项指标的均值（$\overline{x}$）和标准差（s），并进行组间显著性 t 检验，将结果填入表 12-5～表 12-7 中。

表 12-5　甘油致大鼠急性肾衰竭的尿量（$\bar{x}\pm s$）

组　别	动物数(n)	给药后/ml			
		1天	2天	3天	4天
正常对照					
模型					

表 12-6　甘油致大鼠急性肾衰竭血清 BUN、Scr 及总蛋白的水平变化（$\bar{x}\pm s$）

组　别	动物数(n)	BUN/(mmol/L)	Scr/(mmol/L)	总蛋白/(g/dl)
正常对照				
模型				

表 12-7　甘油致大鼠急性肾衰竭血清 K^+、Na^+ 的水平变化（$\bar{x}\pm s$）

组　别	动物数(n)	K^+/(mmol/L)	Na^+/(mmol/L)
正常对照			
模型			

【注意事项】

① 个别大鼠可在肌内注射甘油后，肾脏损害过重而死亡。

② 禁水 24h 后体质量减轻明显、脱水严重的大鼠选作实验动物效果较好。

【思考题】 甘油致动物急性肾衰竭模型成功的指标有哪些？

实验 83　胶原与肾上腺素联合诱导小鼠急性栓塞模型

【目的】 学习胶原与肾上腺素联合诱导小鼠急性栓塞模型的方法与原理。

【原理】 静脉注射小剂量的胶原蛋白与肾上腺素的混合血栓诱导剂，可致动物血液黏度增加，并处于应激状态，促使血栓形成，诱发血栓性偏瘫和死亡。

【材料】

动物：小鼠，体质量 18～22g，雌雄各半。

试剂：胶原蛋白、肾上腺素注射液、75%酒精、生理盐水。

主要器材：天平、注射器及针头、酒精棉球、小鼠尾静脉用固定箱。

【方法】 雄性小鼠尾静脉注射胶原蛋白（225μg/只）与肾上腺素（9μg/只）的混合诱导剂作为模型组，注射等容量生理盐水作为正常对照组，注射后记录 15min 内小鼠偏瘫未恢复数。

【结果】 汇总各组结果，分别计算各组动物偏瘫未恢复数的均值（$\bar{x}$）和标准差（s），并进行组间显著性 t 检验，将结果填入表 12-8。

表 12-8　胶原与肾上腺素联合诱导小鼠急性栓塞的影响（$\bar{x}\pm s$）

组　别	动物数(n)	15min 内小鼠偏瘫未恢复数/只
正常对照		
模型		

【注意事项】

① 本方法要求实验操作过程中熟练、准确无误，诱导剂的用量要掌握好，否则对造模有影响。

② 胶原蛋白极难溶解，因此配制胶原蛋白-肾上腺素混合血栓诱导剂时，应将胶原蛋白

浸泡、匀浆。

【思考题】

1. 有无除小鼠之外其他的动物可以用胶原与肾上腺素联合诱导急性栓塞模型？

2. 根据第1题，如有，可以选择什么动物？应该选什么样的指标衡量造模是否成功？

实验84 线栓法建立大鼠缺血性中风模型

【目的】 学习线栓法致大鼠缺血性中风模型的方法与原理。

【原理】 将尼龙线棒由颈总动脉插入并推至颈内动脉口，阻断大脑中动脉血流而造成脑缺血，出现缺血性中风。当脑血管血流量下降或被阻断时，脑组织结构受损，兴奋性下降，脑代谢率降低，引发细胞损伤瀑布级联效应的启动，促使神经元损伤或凋亡的发生，出现行为和认知功能障碍。

【材料】

动物：大鼠，体质量180～220g，雌雄各半。

试剂：3.5%水合氯醛、4万单位/ml庆大霉素注射液、苦味酸溶液。

主要器材：Morris水迷宫、手术器械、3号尼龙线、手术线、天平、手术固定板、注射器、75%酒精棉球、碘酒棉球。

【方法】

1. 建模前神经行为学评分 选取无神经功能缺损的大鼠，进行Morris水迷宫实验。连续训练5天，于第6天进行水迷宫探查训练，记录建模前成绩。

2. 模型建立 大鼠腹腔注射3.5%水合氯醛（1ml/100g）进行麻醉，仰卧位固定于固定板上，常规消毒后，沿颈正中做约2cm长皮肤切口，钝性分离右侧颈总动脉并穿缝线2根备用，再分离出颈外动脉并结扎。在颈外动脉下方小心分离出颈内动脉及其旁边一根小分支，于近分叉处进行结扎。在已分离的颈总动脉近心端用动脉夹阻断血流，远心端用一缝线轻轻拉起，于颈总动脉上剪一小口，将一端加热成圆珠状（<0.3mm）的尼龙线棒插入小口，缓缓推至大脑中动脉口，长约17～18mm（自颈内外动脉分叉处算起），用缝线结扎固定尼龙线棒。最后近心端用另一跟缝线结扎，取下动脉夹，分别缝合肌肉和皮肤层，消毒创口，腹腔注射4万单位/ml庆大霉素注射液（0.05ml/只）预防感染。

3. 另取大鼠手术操作同模型建立，但不进行血管结扎与线栓大脑中动脉阻断，作为正常对照组。造模后再分别进行神经行为学检查和Morris水迷宫实验，记录实验数据进行比较。

【结果】 汇总各组结果，分别计算各组动物实验前、造模后的神经行为学评分和水迷宫实验成绩的均值（$\overline{x}$）和标准差（s），并进行组间显著性t检验，将结果分别填入表12-9和表12-10。

表12-9 线栓法致大鼠缺血性中风模型的神经行为学评分（$\overline{x}\pm s$）

组别	动物数(n)	实验前/分	造模后/分
正常对照			
模型			

表12-10 线栓法对缺血性中风模型大鼠搜索安全岛潜伏期时间的影响（$\overline{x}\pm s$）

组别	动物数(n)	实验前/s	造模后/s
正常对照			
模型			

【注意事项】

① 缺血性中风死亡率较高，应避免实验过程中的不规范操作导致大鼠死亡。

② 神经行为学评分和水迷宫实验操作过程中须按要求严格执行。

【思考题】

1. 线栓法建立大鼠缺血性中风模型的优点与缺点有哪些?

2. 大鼠行为学评分方法有哪些?

【附注】

1. 神经行为学评分　神经学检查分为五个等级：0 分，正常，无神经功能缺损；1 分，左前爪不能完全伸展，轻度神经功能缺损；2 分，行走时，大鼠向左侧（瘫痪侧）转圈，中度神经功能缺损；3 分，行走时，大鼠向左侧（瘫痪侧）倾倒，重度神经功能缺损；4 分，不能自发行走，意识丧失。根据大鼠的行为表现记录评分成绩。

2. Morris 水迷宫实验　实验装置由迷宫宫体（水池）、视屏采集系统、相关的图形处理软件和电脑组成。宫体直径 100cm，迷宫壁高出水面 20cm，安全平台（圆形，直径 7.5cm，表面粗糙以利于动物抓住）藏匿于水平面下 2cm。实验主要包括三个阶段：实验前的准备、定向航行实验和空间探索实验，最后借助数据采集系统对数据进行分析处理。

实验 85　四氧嘧啶致小鼠糖尿病模型

【目的】 学习动物糖尿病模型的制作方法及原理。

【原理】 四氧嘧啶是胰岛 β 细胞毒剂，通过产生超氧自由基而破坏 β 细胞，使细胞内 DNA 损伤，并激活多聚 ADP 核糖体合成酶活性，从而使辅酶Ⅰ含量下降，导致 mRNA 功能受损，使 β 细胞合成前胰岛素减少，导致胰岛素缺乏。四氧嘧啶能选择性作用于许多种属动物的胰腺 β 细胞，造成 β 细胞不可逆性坏死，而 A 细胞、D 细胞及外分泌组织无损害，从而产生动物糖尿病。四氧嘧啶引起的血糖反应分为三个时相，开始血糖升高，持续约 2h，可能由于肝糖原分解，继而因 β 细胞内存在的胰岛素释出引起低血糖约 6h，注射 12h 后，开始持久的高血糖状态。

【材料】

动物：小鼠，体质量 18～22g，雌雄各半。

试剂：1%～5%四氧嘧啶水溶液、生理盐水、75%酒精。

主要器材：血糖测定仪、天平、小鼠固定箱、注射器、棉球。

【方法】

1. 四氧嘧啶水溶液的配制　四氧嘧啶易溶于水及弱酸，其水溶液不稳定，易分解成四氧嘧啶酸而失效，故应于临用前配制成 1%～5%水溶液使用。

2. 给药　小鼠禁食不禁水 18h 后，用固定器固定，并用酒精棉球擦洗尾巴使静脉暴露，尾静脉注射四氧嘧啶 0.2ml 作为模型组，注射等容量的生理盐水作为正常对照组。

3. 5 天后测定空腹血糖值，血糖浓度达 11.1mmol（200mg/dl）以上者即为造模成功。

【结果】 汇总各组结果，分别计算各组动物血糖的均值（$\bar{x}$）和标准差（s），并进行组间显著性 t 检验，将结果填入表 12-11。

表 12-11　四氧嘧啶对小鼠血糖的影响（$\bar{x}\pm s$）

组　别	动物数(n)	血糖/(mmol/L)
正常对照		
模型		

【注意事项】

① 注射四氧嘧啶后血糖水平通常会出现三相变化：高血糖相、低血糖相、持久高血糖相。一般 3 天后会进入一个稳定的高血糖期，故一般测定造模 3～8 天的血糖值。

② 四氧嘧啶的血浆半衰期仅 1～2min，故静脉注射时，给药速度亦影响实验结果，注射越快越容易引起糖尿病，通常应在 30s 内将四氧嘧啶溶液注入。

③ 禁食动物较不禁食动物容易形成四氧嘧啶糖尿病，禁食时间一般以 12～18h 为宜。低蛋白和高动物脂肪食物能增加四氧嘧啶糖尿病的发生率。

【思考题】

1. 四氧嘧啶致糖尿病模型的优缺点有哪些？

2. 四氧嘧啶的给药途径和速度对造模有何影响？

实验 86　S180 实体瘤小鼠移植性肿瘤模型

【目的】 学习 S180 实体瘤小鼠移植性肿瘤模型的方法与原理。

【原理】 以小鼠 S180 实体瘤或腹水型肿瘤为实验模型，接种于同种宿主的前肢腋皮下，给予一定剂量有抗癌活性的待试药，以瘤重抑制率或生命延长率评价药物的抗癌活性。

【材料】

动物：小鼠，体质量 18～22g，雌雄各半。

试剂：75%酒精、碘酊、生理盐水。

主要器材：解剖剪、眼科弯镊、培养皿、注射器、烧杯、棉球、搪瓷盘、蜡盘、天平。

【方法】

1. 取瘤种　将已接种并饲养 7～10 天 S180 瘤源健康状况较好的小鼠拉断颈椎处死，腹面向上固定于蜡盘上，依次以碘酊、酒精消毒腹部皮肤。一次性无菌注射器抽取腹水，放入无菌容器内，若用几只动物供瘤时，应将腹水混合，以生理盐水（1∶2）～（1∶3）倍稀释，以备给受体动物接种。

2. 接种瘤液　小鼠接种时，左手抓住小鼠的头背部，用碘酒、酒精消毒右前肢腋下部位皮肤后，右手持已吸取肿瘤细胞悬液的注射器，刺入腋下皮下组织（刺入后可轻轻摆动针头验证是否在皮下部位），注入悬液 0.2ml；注射等容量生理盐水的为正常对照组。

3. 称瘤重　接种后 7～11 天左右小鼠称重，脱颈椎处死，解剖剥取瘤块称瘤重。

【结果】 汇总各组结果，分别计算各组动物平均瘤重的均值（$\overline{x}$）和标准差（s），并进行组间显著性 t 检验，将结果填入表 12-12。

表 12-12　S180 实体瘤小鼠移植性肿瘤模型（$\overline{x} \pm s$）

组　别	动物数(n)	平均瘤重/g
正常对照		
模型		

【注意事项】

① 肿瘤移植必须在无菌条件下进行，一般可在超净工作台或无菌室内操作，因为瘤细胞污染常是接种失败的主要原因；高温季节操作时应注意降温，可在盛有瘤源的器皿周围放置冰块。

② 接种的位置和深度要一致，为防止瘤液接种后漏出皮下，一般是从胸部或背部皮肤进针，到达腋下。

③ 接种时间应固定，从制备肿瘤细胞悬液至接种的整个操作过程应在60min内完成。

④ 剥取瘤块时，应将周围正常组织除去。

【思考题】

1. 解剖时，如何区分正常肿瘤组织和坏死组织，选取何种组织接种？为什么？

2. 给小鼠接种肿瘤整个过程为什么要进行严密消毒？

（戴　敏）

第十三章 综合设计性实验

一般来说，学生实验涉及知识面不广，每项实验观察指标较单一，多数是验证性实验。学生在学习了一定的医学基础知识和相关实验技能后，进一步学习综合性、设计性或综合设计性实验，对提高学生综合设计能力和分析科研思路有益。综合性实验，可以将不同学科知识应用于一个实验中，观察不同因素对同一观察指标的影响，如尿液生成，可观察生理因素、药理因素的影响；动脉血压兔实验，可观察体液、神经及药物因素的影响；也可以是一个实验围绕一个主题，观察多项指标，如机体各系统功能综合实验，药物作用除主要药效外更广泛的药理实验等。设计性实验，可根据药物作用受体机制分析不同的药物作用，也可以根据《医药学基础》教材的生理、药理及相关的疾病知识，设计药物作用的主要药效指标等。进一步要求，可以让学生在导师的指导下，做一些研究性实验，如自主查阅文献—选题—实验设计—实施实验—结果记录与分析—论文撰写—答辩，实验的基本程序与科研过程基本一致，这对培养学生初步科研能力有益，多数学生在毕业专题实习时，安排此项内容。本节编写 4 个综合设计性实验，供教学单位在实验过程中选择。

实验 87 尿液生成的影响因素

【目的】 学习尿液生成实验的方法与原理。

【原理】 泌尿系统的主要功能是将体内代谢过程所产生的产物（如尿酸、尿素、无机盐等）和毒物通过尿的形成排出体外以维持机体内环境的相对稳定。尿的生成包括肾小球滤过、肾小管和集合管的重吸收及肾小管的分泌三个基本过程。凡能影响三个过程的因素（主要是肾小管因素）都可影响尿液的生成，从而改变尿量。本实验主要观察影响尿液生成的若干生理、药理因素，并分析其作用机制。

【材料】

动物：家兔，体质量 2～3kg，雌雄兼用。

药物：20%葡萄糖注射液、0.01%去甲肾上腺素液、1%呋塞米注射液、5U/ml 垂体后叶素、生理盐水。

试剂：20%乌拉坦溶液、75%酒精。

主要器材：生物信号处理系统、血压换能器、膀胱插管、天平、兔手术台、手术器械、注射器、量筒、试管、烧杯、棉球、纱布。

【方法】

1. 取健康家兔 1 只，称重，仰卧于兔手术台上，耳缘静脉注射 20%乌拉坦溶液（5ml/kg），麻醉，颈部及下腹部剪毛。先于耻骨联合上方正中做 2～3cm 皮肤切口，沿腹白线切开腹壁，暴露膀胱，并轻轻移至腹外，在膀胱两侧输尿管下穿线，结扎膀胱颈部，以阻断它同尿道的通路。在膀胱顶部血管较少处，纵向做一小切口，插入膀胱插管，插管口对准输尿管在膀胱的入口处（但不要紧贴膀胱后壁而堵塞输尿管），用线结扎固定，膀胱插管另一端置于体外，以备收集尿液（注意膀胱插管的出口应低于膀胱水平，以免尿液在膀胱内蓄积）。

2. 手术操作完成后，用37℃生理盐水纱布覆盖手术切口，记录尿量。再从颈部正中切开皮肤，分离气管及左颈总动脉，插入兔气管插管，并用眼科剪在颈总动脉上剪一小口，插入动脉插管，通过血压换能器连接于微机系统上，描记。

3. 本实验以尿量和血压为观察指标，待尿量和血压基本稳定后，开始如下实验。

(1) 生理盐水负荷　经兔耳缘静脉注射38℃生理盐水20ml，1min内注毕，记录注射生理盐水前后尿量和血压的变化。

(2) 高渗葡萄糖负荷　待尿量基本稳定后，经耳缘静脉注射20%葡萄糖5ml，注射后记录每分钟尿液滴数，持续观察5min，比较注射前后尿量和血压的变化。

(3) 去甲肾上腺素对尿量的影响　待前一次实验效应基本消失，尿量基本稳定后，经耳缘静脉注射0.01%去甲肾上腺素0.5ml，记录注射后每分钟尿液滴数，连续观察5min，同时观察注射去甲肾上腺素前后血压的变化。

(4) 呋塞米对尿量的影响　前一次实验效应基本消失，尿量基本稳定后，经耳缘静脉注射1%呋塞米（5mg/kg），记录注射后每分钟尿液滴数，连续观察10min，对比注射前后尿量和血压的变化。

(5) 垂体后叶素对尿量的影响　在呋塞米作用的背景下，耳缘静脉注射5U/ml垂体后叶素0.1U，记录注射后每分钟尿液滴数，观察尿液和血压的变化。

【结果】 汇总结果，分别计算家兔在不同药物作用下尿量和血压的均值（$\bar{x}$）和标准差（s），并进行组间显著性 t 检验，将结果分别填入表13-1～表13-5中。

表13-1　生理盐水对兔尿量和血压的影响（$\bar{x} \pm s$）

组　别	动物数(n)	尿量/(滴/min)	血压/mmHg
实验前			
实验后			

表13-2　高渗葡萄糖对兔尿量和血压的影响（$\bar{x} \pm s$）

组　别	动物数(n)	尿量/(滴/min)	血压/mmHg
实验前			
实验后			

表13-3　去甲肾上腺素对兔尿量和血压的影响（$\bar{x} \pm s$）

组　别	动物数(n)	尿量/(滴/min)	血压/mmHg
实验前			
实验后			

表13-4　呋塞米对兔尿量和血压的影响（$\bar{x} \pm s$）

组　别	动物数(n)	尿量/(滴/min)	血压/mmHg
实验前			
实验后			

表13-5　垂体后叶素对兔尿量和血压的影响（$\bar{x} \pm s$）

组　别	动物数(n)	尿量/(滴/min)	血压/mmHg
实验前			
实验后			

【注意事项】

① 每次给药后，均以少量生理盐水冲洗注射器，以保持药液完全进入体内，并防止存留在针管中的药液对下一次实验的干扰。

② 膀胱本身有一定容积，每项实验前后，新产生的尿液需经过一定时间才能流出，在收集尿液时应予注意。

实验 88　抗消化性溃疡药主要药效学实验

【目的】学习抗消化性溃疡药的药效学实验方法。

【原理】消化性溃疡是胃黏膜局部损伤与黏膜自身保护作用失去平衡所致。酸性胃液对胃黏膜的局部损伤，在溃疡病的发病中仍起重要作用。慢性、周期性、节律性上腹痛是典型消化性溃疡的主要症状。抗溃疡药主要药效学，主要针对消化性溃疡病因发病机制和主要症状而设计。通常在多种消化性溃疡模型上进行实验，常用模型有水浸应激性胃溃疡、幽门结扎性胃溃疡、药物诱发性胃溃疡（如吲哚美辛、阿司匹林、乙醇、利血平、醋酸等），还有药物与幽门结扎联合诱发胃溃疡。本实验仅选择一种具有双重作用的阿司匹林-幽门结扎性胃溃疡模型和一种已知药物进行实验，目的是通过本实验培养学生对药物主要药效学综合设计的能力。

【材料】

动物：大鼠，体质量 180～220g，雌雄各半。

药物：从 H_2 受体阻断药中选择一种起效慢、作用强的药物。

试剂：1%阿司匹林 CMC-Na 混悬液、0.01mol/L 氢氧化钠、0.05mol/L 盐酸、1%甲醛溶液、酚酞甲基橙、乙醚、75%乙醇。

主要器材：手术器械、手术丝线、天平、注射器、离心管、离心机、滴定管、毛细玻管（10cm 长，内经 1～2mm）、三角烧瓶、恒温箱、测量尺。

【方法】

1. 采用阿司匹林-幽门结扎性溃疡模型　取禁食不禁水 24h 的大鼠 2 只，称重，按体质量分别灌胃给药或生理盐水 1 次，灌胃后 1h，将大鼠用乙醚麻醉，剖腹，暴露胃，结扎幽门，从幽门向胃内注入 1%阿司匹林 CMC-Na 混悬液 0.3ml/100g 体质量（阿司匹林 100mg/kg），同时从十二指肠再注入半量药物（或生理盐水）1 次。立即缝合腹部，用 75%乙醇消毒缝合伤口，归笼，禁食禁水 5h。注药（或生理盐水）后 5h，脱颈处死大鼠，打开腹部，暴露胃，结扎贲门，取出胃，用滤纸擦净血迹，沿胃大弯剪开胃腔，倾出内容物，收集于刻度离心管中，1500r/min，离心 10min，记录胃液量，并测定相关指标。

2. 胃内容物倾出后，另一人用自来水缓慢冲洗胃腔，去除胃内残渣，用 1%甲醛溶液固定 10min，将胃在泡沫板上展开，黏膜朝上，用肉眼或放大镜下观察溃疡情况，溃疡指标可查阅文献或有关实验参考书来确定。

3. 观察指标　根据从《医药学基础》教材所学的消化系统生理、药理和消化性溃疡的知识，针对消化性溃疡病因发病机制和主要症状，由学生设计出抗消化性溃疡药的主要药效学观察指标，各项指标的检测方法，应查阅有关实验参考书进行。

【结果】根据实验测出的结果，设计表格，将结果数据填于表格中，并汇总全实验室结果，将用药组与对照组做比较，进行 t 检验。

【注意事项】

① 实验前先预习本实验内容及要求，设计出抗消化性溃疡药的主要药效学观察指标，明确相关指标的测定方法，经老师审定后，实施实验。

② 从 H_2 受体阻滞药中选一起效快、作用强的药物，作为实验药物。大鼠用药剂量按人用剂量折算成大鼠等效量（或稍大于大鼠等效量）。

③ 大鼠禁食时，应将大鼠放于铁丝笼中，单笼饲养，以防相互吃毛或鼠粪。

④ 手术结扎幽门时，须小心避开血管，防止因血液循环受阻而影响胃液分泌；也可用器械钳夹胃壁，因器械对胃壁的刺激处，可形成溃疡，干扰实验结果。

⑤ 抗消化性溃疡药主要药效学，除针对本病的发病机制所设计的主要药效指标外，目前认为幽门螺杆菌感染是消化性溃疡发病的原因之一。因此，还可做抑菌实验；上腹部疼痛是其主要症状，必要时可做止痛实验。

实验 89　家兔急性失血性休克及药物对其干预作用

【目的】 学习家兔急性失血性休克模型建立的方法；了解急性失血性休克主要指标的观测和药物对其干预作用。

【原理】 休克的原因有多种。由于快速失血，使失血量超过机体总血量 20%左右，即可引起失血性休克。当血量减少时，可导致静脉回流不足，心输出量下降，血压下降。由于减压反射受抑制，交感神经兴奋，外周血管收缩，组织血流量进一步减少，特别是肾灌流不足，易导致肾功能衰竭，在血压下降的同时，可引起少尿等改变。对于失血性休克的治疗，补充血容量是提高心输出量和改善组织灌流的根本措施，在此基础上，选用相应的药物，可使休克得到有效的改善。

【材料】

动物：兔，体质量 2～3kg，雌雄兼用。

药物：0.1%去甲肾上腺素溶液（NA）、0.1%肾上腺素溶液（Adr）、0.1%多巴胺溶液（DA）、生理盐水（NS）。

试剂：25%乌拉坦溶液、100U/ml 肝素生理盐水。

主要器材：哺乳类动物手术器械、生物信号采集处理系统、血压换能器、动脉夹、动脉插管、玻璃分针、兔手术台、天平、烧杯、膀胱插管、静脉输液针头、注射器、手术线、纱布。

【方法】

1. 实验手术步骤

（1）取家兔 1 只，用 25%乌拉坦溶液（4ml/kg）沿耳缘静脉注射，麻醉后背位固定于手术台上，剪去颈部和下腹部的被毛，沿颈部正中线切开皮肤，分离出左颈总动脉，在其下穿两根线备用。手术完后，用温热生理盐水纱布覆盖创面。

（2）切开腹股沟皮肤，分离一侧股动脉和股静脉，穿线备用。

（3）在下腹部耻骨联合前正中线做长约 4cm 切口，沿腹白线切开腹壁，轻轻将膀胱移至腹腔外温热生理盐水纱布垫上，进行膀胱插管。插管前用线结扎膀胱颈部，以阻断同尿道的通路。然后在膀胱顶部选择血管较少处，在其中央纵向剪一小切口，插入已预先注灌清水的膀胱插管，用线结扎切口并固定插管，插管口最好正对输尿管所在的入口处，但不要紧贴膀胱后壁而堵塞输尿管。手术完毕后，用温热生理盐水纱布覆盖腹部创口。

(4) 自耳缘静脉注入0.3%肝素（5mg/kg）抗凝血。股动脉和股静脉内分别插入充满肝素生理盐水并带有三通针头的细塑料管，结扎固定。

(5) 在左侧颈总动脉插入充满肝素生理盐水的动脉插管，连接至血压换能器，换能器连接到生物信号采集处理系统的输入端，进行血压记录。

2. 兔急性失血性休克模型制备　分离一侧股动脉，插管并放血于小烧杯中，使动脉血压缓慢下降至5.32kPa（40mmHg）水平时停止放血，观察和记录各指标。

3. 观察指标　根据本实验失血性休克基本原理自主选定观察指标，在休克模型动物和模型各实验组进行观察和记录。

4. 休克模型动物分组与药物干预作用

(1) 实验材料　各休克兔放出的抗凝血、NS、NA［0.25mg/(15ml NS·kg)］、Adr［0.25mg/(15ml NS·kg)］、DA［0.2～0.4mg/(15ml NS·kg)］。

(2) 分组设计　共分5组（自主设计）。

(3) 操作要点

① 各组休克兔血压维持在5.32kPa（40mmHg）水平60min后分别从肌静脉回输各休克兔放出的抗凝血，5min输完。

② 回输抗凝血后10min，观察和记录各指标，再从股静脉分别注入NS和药物（对照组除外），10min内注完。

③ 药液（或NS）输完后30min再观察和记录各指标。

【结果】 根据实验测出的结果，设计表格，将结果数据填于表格中，并汇总各组结果，将用药组与对照组做比较，进行 t 检验。

【注意事项】

① 实验前用导尿管向兔胃中灌入40～50ml清水，以增加基础尿量。

② 耳缘静脉注射应从远端开始。

③ 注意各观察指标的计算单位。

【思考题】

1. 大量失血为什么引起观察指标的改变？
2. 思考各组实验产生的结果及其机制？
3. 失血性休克的治疗从理论上选用什么药物为佳？

实验90　药物对神经、心血管和呼吸系统的影响

【目的】 一个药物的研究，除了进行药效学和毒理学研究外，根据需要尚须进行除药效外更广泛的药理研究（主要包括神经系统、心血管系统、呼吸系统三个方面）。其目的是进一步观察药物对机体三个系统的影响，以发现药物是否对三个系统有作用或潜在危险性，以便药物进入临床使用时注意药物的潜在危险或避免使用。

【材料】

动物：小鼠，体质量18～22g，雌雄各半；家兔，体质量2～3kg，雌雄兼用。

药物：待测药液、生理盐水。

试剂：0.2%和0.4%戊巴比妥钠、100U/ml肝素溶液。

器械：自主活动记录仪、生物信号采集处理系统、血压换能器、张力换能器、心电图仪、注射器、天平、灌胃针头、动脉夹、手术器械、气管插管等。

【方法】

1. 中枢神经系统

(1) 药物对小鼠自主活动的影响　取小鼠4只，称重、标记。实验前将小鼠放入自主活动记录仪中，适应3min，观察小鼠5min内的活动次数。然后将小鼠分成2组，一组给予生理盐水，另一组给予待测药液，给药一定时间后测定小鼠在自主活动记录仪中5min内的活动次数。

(2) 药物对戊巴比妥钠催眠时间的影响　取小鼠4只，称重、标记，随机分成生理盐水组、待测药液组。分别给予待测药液和生理盐水，给药一定时间后腹腔注射0.2%戊巴比妥钠液(40mg/kg)，记录小鼠翻正反射恢复时间(睡眠时间)。

2. 心血管、呼吸系统

(1) 试验装置的准备　将动脉导管与血压换能器相连，通过三通开关，用肝素生理盐水充满血压换能器与动脉导管，排尽血压换能器与动脉导管中的气泡，然后关闭三通开关备用。血压换能器连接在生物信号采集系统上。

(2) 手术准备　取家兔，用4%戊巴比妥钠(40mg/kg)耳缘静脉麻醉，仰卧固定于手术台上，剪去颈部的毛，沿正中线切开颈部皮肤，分离，暴露出气管，在气管下方穿一线备用，在气管上剪一小切口，插入气管插管，用备用线固定。分离一侧颈总动脉，在其下方穿两根线备用，一根在尽可能靠近头部处结扎，另一根备用固定血管插管，用动脉夹尽可能在心脏端夹闭动脉，用眼科剪在颈总动脉上剪一小口直至动脉夹，以备插管。将备用线打一松结，然后用左手控制住动脉和心导管，右手缓慢松开动脉夹，立即将导管缓缓向动脉腔推进，扎紧细线固定导管，并在家兔的剑突处穿一细线连接张力换能器。

(3) 通过生物信号采集处理系统，测量给药前家兔的血压、呼吸频率和深度，同时用心电图仪测量家兔的心电图(P波、QRS波、ST波、T波、心率及心律)，然后给予待试药液，分别于给药后5min、10min、30min、60min观察并记录血压、呼吸和心电图变化。

【结果】　将药物对中枢神经系统、心血管系统和呼吸系统影响所观察到的结果设计3种表格，比较给药组和对照组或给药前和给药后有无显著性差异。

【注意事项】

① 手术要认真细致，尽量不要弄破较粗的血管。

② 各种导线的连接要准确。

③ 实验结果的记录要准确。

【思考题】　在进行新药研究时，除了进行药效研究外，为何还要进行更广泛的药理研究，有何实际意义？

(刘青云)

第十四章　药物的安全性评价实验

药物的安全性评价通常是指新药临床前安全性评价。为了保证新药在临床使用的安全性，尽可能减少给患者带来的不利，临床前安全性评价必须提供尽可能多的实验资料。因此临床的安全性评价的内容也十分丰富，参照新药审批的基本要求，新药临床前安全性评价有以下基本内容，根据各类药及制剂的特点不同有所变动。

① 全身性用药小鼠和/或大鼠及犬的急性毒性试验；

② 全身性用药大鼠和/或犬及猴的长期毒性试验；

③ 皮肤用药的急性毒性试验；

④ 皮肤用药的长期毒性试验；

⑤ 皮肤用药的刺激性试验；

⑥ 皮肤用药的过敏试验；

⑦ 眼用药的刺激性试验；

⑧ 滴鼻剂和吸入剂的急性毒性试验；

⑨ 滴鼻剂和吸入剂的刺激性试验；

⑩ 直肠、阴道用药的急性毒性试验；

⑪ 直肠、阴道用药的刺激性试验；

⑫ 直肠、阴道用药的长期毒性试验；

⑬ 遗传毒性试验；

⑭ 生殖毒性试验；

⑮ 致癌试验；

⑯ 药物依赖性试验；

⑰ 抗生育药的毒性试验；

⑱ 细胞毒类抗肿瘤药毒理试验；

⑲ 光敏试验；

⑳ 制剂的安全性试验（异常毒性试验、过敏试验、热原试验、卫生学检查、溶血性试验和降压物质检查等）。

1. 单次给药毒性试验

单次给药毒性试验即急性毒性试验是指动物一日内单次或多次（中药或毒性极低的西药在 24h 内分 2～3 次给药）给药后 7 天或 14 天中，连续观察动物的毒性反应及死亡情况，包括定性和定量两个方面。定性观察是观察服药后动物有哪些中毒表现，其毒性反应出现和消失的速度、涉及哪些组织和器官、最主要的毒性靶器官是什么、损伤的性质及可逆程度、中毒死亡过程有哪些特征、死亡的原因可能是什么。定量观察就是观察药物毒性反应与剂量的关系，主要指标有近似致死剂量（ALD)、半数致死剂量（LD_{50}），致死剂量（LD)，以 LD_{50} 为主要定量指标（小动物），大动物可用 ALD。试验动物啮齿类用小鼠或大鼠，非啮齿类动物用犬或其他动物。

2. 长期毒性试验

一个新药当完成了主要药效学和急性毒性试验，并确认有进一步研究的价值后，就要对其进行长期毒性试验。所谓长期毒性试验就是反复多次给药于动物，观察药物对动物的毒性反应，一般是指连续给药 14 天以上。

长期毒性试验可以观察连续反复给药时实验动物出现的毒性反应，剂量毒性效应的关系，主要靶器官，毒性反应的性质和程度，毒性反应的可逆性等；动物的耐受量，无毒反应剂量，毒性反应剂量及安全范围；还可了解毒性产生时间、达峰时间、持续时间及可能反复产生毒性反应的时间，有否迟发性毒性反应，有否蓄积毒性或耐受性等。这充分说明了长期毒性试验在临床前安全性评价中的重要地位，也是研究周期最长、困难最大、耗资最高、难以承受重复的试验，但它对于新药研究成功与否起举足轻重的作用。总之，长期毒性试验是临床前毒性评价的主要内容，是新药审评重点内容之一，是能否过渡到临床试用的主要依据。此外，为临床安全用药的剂量设计提供参考依据，为临床毒副反应的监护及生理生化指标监测提供依据。

试验动物要求两种动物，啮齿类首选大鼠，非啮齿类用犬，必要时可用猴或其他大动物。一般要求相同的临床给药途径，灌服时可直接灌服，也可将药混入饲料或饮水中口服，但必须保证受试药分布均匀，在配制饲料或溶于饮水中后药仍应稳定，并要保证剂量准确。一般设 3 个剂量组，大动物也可设 2 个组。

检测指标包括一般观察（外观体征和行为活动等）、血液学指标、血液生化指标、病理学检查、心电图等。

3. 制剂常规安全试验

按药典规定，新药制剂都应进行常规安全性评价，主要有过敏性试验、刺激性试验、溶血性试验、抗原试验、降压物质检查和异常毒性试验等。

实验 91　普鲁卡因小鼠腹腔注射 LD_{50} 的测定

【目的】 学习测定药物 LD_{50} 的方法、步骤及计算过程；观察受试药品一次给予动物后所产生的急性毒性反应和死亡情况。

【原理】 药物给药剂量与动物死亡率间呈正态分布，以对数剂量为横坐标、死亡率为纵坐标作图，可得到一对称 S 形曲线，其两端较平坦，中间较陡，说明两端处剂量稍有变化时死亡率的改变不易表现出来，在 50%死亡率处斜率最大，该处剂量稍有变动时，其死亡率变动最明显，即最灵敏，在技术上也最容易测得准确，所以人们常选用 LD_{50} 值作为反映药物的指标。若将死亡率换算成概率单位，则对数剂量与概率单位呈直线关系，用数学方法可拟合其回归方程式，可精确地计算 LD_{50} 及引起任何死亡率的剂量及相关数据。

【材料】

动物：小鼠，体质量 18～22g，雌雄各半。

药物：不同浓度盐酸普鲁卡因溶液。

试剂：苦味酸溶液。

主要器材：注射器、天平、小鼠笼。

【方法】

1. 预试验　目的是寻找引起 0 和 100%动物死亡的剂量范围，以便正式实验时确定各组剂量。一般是取禁食不禁水 12h 的小鼠 9～12 只，分 3～4 组，选择组距较大的一系列剂量腹腔注射给药，观察出现的症状并记录死亡数，找出引起 0 及 100%死亡率，或至少应找出引起

20%～80%死亡率的剂量范围，以保证量效曲线跨越足够的范围。普鲁卡因小鼠腹腔注射引起0和100%动物死亡的剂量范围的参考值为：最小剂量（D_{min}）120～140mg/kg，最大剂量（D_{max}）250～290mg/kg。

2. 剂量计算及药液配制

（1）剂量计算　根据预试结果找出 D_{max} 及 D_{min}，设正式实验的剂量组数为 n，剂量公比为 r，则各组剂量为 $D_{max} \cdot r^{k-1}$，k 为第 n 组数，一般选用4～5组动物，r 以0.6～0.85为宜，可参考表14-1。

表14-1　选择分组及剂量比值简表

剂量比值(1∶k)k＝		0.6	0.65	0.7	0.75	0.85	0.9
最高和最低致死量相差的倍数（D_{max}/D_{min}）	2倍左右	—	—	—	3～4组	4组	5～6组
	3倍左右	—	3～4组	4组	4～5组	5组	6～8组
	4倍左右	3～4组	4～5组	5组	5～6组	7～8组	9组
	5倍左右	4～5组	5～6组	6组	7～8组	9组	10组
	10倍左右	5～6组	6～7组	8组	9～10组	10组	—
	14倍左右	6～7组	7组	8～9组	10组	—	—

（2）药液配制　根据设计的剂量组和小鼠体质量，配制一定体积药液备用。

3. 动物分组　将小鼠雌、雄分开。分别称重，同一重量段（如18.0～18.9g）小鼠放入一个笼内，标记小鼠。雌、雄小鼠分别按重量顺序分层，然后随机分为6组，使不同性别和体质量的小鼠能均匀分配于各组，每组10只。

4. 给药　各组动物分别腹腔注射相应浓度的药液0.2ml/10g，立即详细观察，记录动物反应情况、死亡时间和数目。在24h内多次观察，以后每天观察1次以上，连续观察7～14天。按Bliss法及其他方法计算 LD_{50} 和95%可信限（由于Bliss法计算复杂，可用相关的软件进行处理）。

【结果】　汇总各组结果，清点各组动物死亡数，将结果填入表14-2。

表14-2　小鼠腹腔注射普鲁卡因 LD_{50} 的测定（$\bar{x} \pm s$）

组别	动物数/只	剂量/(mg/kg)	对数剂量	死亡动物数/只	死亡率/%	概率单位(Y)	LD_{50} 及95%置信限
1							
2							
3							
4							
5							
6							

【注意事项】

① 随机性　实验中能控制的因素尽量使之均衡化，难以控制的因素也应力求严格随机化。分组时应先将不同性别分开，再将不同体质量分开，然后随机分配，此法称为分层随机分组法。

② 剂量按几何级数排列，转换为对数后，剂量间距为等距，便于计算结果，估计误差。相邻高低剂量之比一般为（1∶0.6）～（1∶0.85），剂量间距小，结果较精确，但剂量间距过小易出现反应率颠倒的情况。剂量间距的大小也与给药途径有关，静脉给药时剂量间距可偏小，灌胃给药时剂量间距可适当偏大。

③ 药物及给药途径应以静脉注射、腹腔注射和灌胃给药为主，选取的途径必须包括推荐的临床给药途径。

④ LD_{50} 受实验中多种因素的影响，如动物的品系、性别、年龄、饥饱程度以及环境因素中室温、湿度、光照、时辰（上、下午）等。当进行两药的毒性比较时，应尽可能在相同条件下进行，以减少抽样误差。

⑤ 在实验过程中应详细记录动物的中毒症状及可能致死原因，必要时解剖死亡动物，肉眼观察，如发现有组织病变时，可进行组织学检查。通常动物死亡多出现在给药后 1～2 天内，但全部实验应观察 7 天以上。如遇有迟发性或进行性中毒反应时，需根据实际情况延长观察时间。若发现中毒反应和死亡率对不同动物性别有明显差别，则应选择比较敏感的性别进行试验。

【思考题】

1. 测定 LD_{50} 的意义是什么？
2. 为什么选择 LD_{50} 作为急性毒性的指标？
3. 用 LD_{50} 评价药物的安全性有何缺点？
4. 评价药物的安全性的指标还有哪些？

【附注】 当药物毒性小，以最大浓度和最大体积给药后仍测不出致死毒性时，可测定最大给药量：即用临床试验的给药途径，以动物能耐受的最高浓度、最大容积的剂量 1 次或 1 天内连续 2～3 次给予动物（小鼠至少 20 只，雌雄各半），连续观察 7 天，详细记录动物反应情况，以不产生死亡的最大剂量为最大给药量。

实验 92 过敏性试验

【目的】 学习用豚鼠进行药物过敏性试验的方法。

【原理】 注射用生化制剂、动物脏器制剂及含异种蛋白较多的中药制剂，都需进行过敏试验。如含异种蛋白未被完全除尽，动物注射后会发生过敏反应，表现为荨麻疹、局部水肿、呼吸困难、窒息、痉挛、过敏性休克等症状，甚至死亡。豚鼠对过敏反应最敏感，故常选用。

【材料】

动物：豚鼠，体质量 250～350g，雌雄兼半。

药物：10%右旋糖酐溶液。

主要器材：天平、注射器、剪刀、酒精棉球。

【方法】 取豚鼠 6 只，隔天肌内注射供试品 0.2～0.5ml，连续 3 次。然后将豚鼠平均分成 2 组。第 1 组于首次注射后的第 14 天，由颈静脉或股静脉注射供试品 1～2ml，或腹腔注射供试品 2～3ml 进行攻击，观察注射后动物有无用爪抓鼻、喷嚏、竖毛、抽搐、呼吸困难、大小便失禁、休克和死亡等反应。第 2 组于首次注射后的第 21 天，同样静脉注射或腹腔注射供试品，并进行观察。如 2 组豚鼠均未出现明显的过敏反应，即可认为该供试品过敏反应试验阴性。如有反应可按表 14-3 分级，判定其是否合格。反应级数达 2 级以上（包括 2 级）时，可认为该供试品过敏反应试验阳性。

表 14-3 豚鼠过敏反应级数

反应级数	反应症状
0	无明显反应
1	只有轻微抓鼻，颤抖或竖毛
2	有几次咳嗽，有轻微抓鼻，颤抖或竖毛
3	多次或连续咳嗽，伴有呼吸困难或痉挛、抽搐等
4	痉挛、抽搐、大小便失禁、休克、死亡

【结果】 记录于表 14-4。

表 14-4 豚鼠过敏性试验

注射时间		豚鼠号					
		1	2	3	4	5	6
注射后的反应	第 1 次						
	第 2 次						
	第 3 次						
	第 14 天						
	第 21 天						
结论							

【注意事项】

① 实验动物中以壮龄豚鼠对过敏反应最敏感，为首选动物。做过过敏性试验的动物不能重复使用。

② 如发生过敏反应，则在第 14 天和第 21 天注药后几分钟内豚鼠就表现为兴奋不安、呼吸困难、迅速窒息死亡。

【思考题】

1. 什么叫过敏性试验？哪些药品需考虑做过敏性试验？

2. 为什么要选用豚鼠来做过敏性试验？为什么要分次、间断给药？

实验 93 刺激性试验

【目的】 通过实验了解刺激性试验的意义，掌握试验方法和判断标准。

【原理】 一般供皮下或肌内注射的新产品或滴眼、滴鼻、栓剂等制剂需进行刺激性试验。试验的方法为将药物用于局部组织，观察它对组织是否引起红肿、出血、变性、坏死等刺激症状。所获得的结果可供了解该制剂的毒性以及选择合理给药方法时参考。

【材料】

动物：家兔，体质量 2～3kg，雌雄兼用。

药物：1%酒石酸锑钾注射液、灭菌生理盐水。

主要器材：天平、注射器、滴管、解剖刀、手术剪、兔固定箱、酒精棉球。

【方法】

1. 家兔股四头肌法 本法适用于检查供肌内注射用制剂的刺激性。股四头肌在后肢大腿的前面，正中为股直肌，股直肌之下为股中间肌，股直肌外侧为股外侧肌，股直肌内侧为股内侧肌，四块肌肉合并称股四头肌。

试验时取健康家兔 2 只，分别于一侧后肢的股四头肌处注射 1%酒石酸锑钾注射液 1.0～2.0ml，于另一侧后肢的对应部位注射同容积的灭菌生理盐水作为对照。48h 后将家兔放血处死，解剖取出股四头肌，纵向切开，观察注射部位肌肉组织的反应。

一般将肌肉组织的反应分为六级：

0 级 注射供试品部位的肌肉组织与对照部位肌肉组织无明显差异。

1 级 注射供试品部位的肌肉组织有充血，直径在 0.5cm 以下。

2 级 注射供试品部位的肌肉组织红肿充血，直径在 1cm 左右。

3 级 注射供试品部位的肌肉红肿、发紫、光泽消失，可见坏死点。

4 级　注射供试品部位的肌肉红肿、发紫、光泽消失、坏死范围直径达 0.5cm 左右。

5 级　注射供试品部位肌肉的各项反应更重，有大片坏死。

凡 2 只家兔的平均反应级数在 2 以下者可供肌内注射之用；平均反应级数超过 3 者不能供肌内注射之用；平均反应级数在 2～3 之间可进行复试或结合其他项目考虑其临床试用问题。凡刺激性试验不能达到肌内注射要求的制剂一般也不宜供皮下注射或黏膜面给药和创面给药之用。

2. 家兔眼结膜法　本法主要用于试验滴眼剂和其他黏膜用药的刺激性。试验时取健康家兔 1 只放入固定箱中，待安定后观察正常时结膜的色泽及血管分布。然后将下眼睑拉成杯状，并用手指压住鼻泪管（以防药液流入鼻泪管而吸收）。

分别将供试品药液和生理盐水 0.1ml（或 2 滴）滴入左、右眼结膜囊内。如供试品为软膏，则挤入约 0.1g；另一侧挤入等量的软膏基质，作为对照。

给药后 30min 内，每隔 5min 检查眼泪分泌一次。给药后 3h 内，每隔 1h 轻轻翻开眼皮，观察结膜的反应，以无明显的充血、流泪、羞明、水肿等刺激症状者为合格。

3. 家兔耳壳法　家兔的耳壳比较薄，将药物注射于耳壳皮下，其刺激反应容易在透光检查中发现，不需将动物杀死，因而适用于注射液刺激性的初步试验。

试验时取健康家兔 1 只，放入固定箱中，透光检查耳壳的正常情况。选取耳壳近基部少血管处，皮下注射供试品 0.1～0.2ml。在另一侧耳壳的对应部位皮下注射等量灭菌生理盐水，作为对照。30min 内每 10min 观察兔耳 1 次，注意有无出现红肿及影响范围。30min 后每 1h 观察 1 次，直至给药后 3h。24h 后查看供试品部位有无组织坏死现象。以无明显刺激反应者为合格。

【结果】　按下述要求做好记录：

1. 供试品的名称、主药含量、理化性状、生产单位及批号。
2. 家兔的性别、体质量与健康状况。
3. 试验的方法、给药途径及剂量、给药时间、结果观察及试验结论。

【注意事项】

① 兔股四头肌法　注射时必须注意严格消毒以防感染。注射器及针头高压灭菌，用药部位应用碘酒、酒精消毒。必要时可取一小块组织做病理切片，观察有无炎症现象。

② 家兔眼结膜法　对有刺激性的药物应观察到作用完全消失，结膜完全恢复正常为止。

③ 家兔耳壳法　注射时应避开小血管。有刺激反应时应观察到作用完全消失，注射部位完全恢复正常为止。

【思考题】　家兔的股四头肌法、眼结膜法和耳壳法各适用于哪几种制剂的刺激性试验？其主要步骤和判断指标是什么？

实验 94　溶血性试验

【目的】　掌握溶血性试验的基本操作方法。

【原理】　溶血系指红细胞破裂、溶解的一种现象。多种中药（如人参、桔梗、远志和甘草等）含有皂苷，皂苷是一类表面活性剂，有很强的乳化力，具有溶血作用。为了保证用药安全，以中药制成的注射剂（特别是供静脉注射者）应考虑做溶血检查。另外大量输入低渗溶液以及含有某些甾体化合物的注射液也可以引起溶血。在溶血性检查时，还可观察供试品有无红细胞凝集作用。

【材料】

动物：家兔，体质量2.5～3.0kg，雌雄兼用。

药物：供试品溶液、生理盐水、蒸馏水。

主要器材：天平、离心机、离心管、小烧杯、竹签或玻璃棒、试管、试管架、吸管、恒温浴槽等。

【方法】

1. 2%红细胞混悬液的制备　取兔血数毫升（约20ml），放入含玻璃珠的锥形瓶中振摇10min，或用玻璃棒搅动血液，除去纤维蛋白原，使成脱纤血液。加入生理盐水约10倍量，摇匀，1000～1500r/min离心15min，除去上清液，沉淀的红细胞再用生理盐水按上述方法洗涤2～3次，至上清液不显红色为止。将所得红细胞用生理盐水配成2%的混悬液，供实验用。

2. 供试品溶液的制备　除另有规定外，临床用于非血管内给药的注射剂，以各药品使用说明书规定的临床使用浓度，用生理盐水1∶3稀释后作为供试品溶液。

3. 检查法　取洁净试管5只，编号，1号、2号管为供试品管，3号管为阴性对照管，4号管为阳性对照管，5号管为供试品对照管。按表14-5所示依次加入2%红细胞混悬液、生理盐水或蒸馏水，混匀后，立即置（37±0.5)℃的恒温箱中进行温育。3h后观察溶血和凝聚反应。

表14-5　溶血性检查结果

试管编号	1	2	3	4	5
2%红细胞混悬液/ml	2.5	2.5	2.5	2.5	
生理盐水/ml	2.2	2.2	2.5		4.7
蒸馏水/ml				2.5	
供试品溶液/ml	0.3	0.3			0.3
结果					

注：结果以“+”表示溶血或凝聚；“－”表示不溶血或不凝聚；“±”表示部分溶血或凝聚。

如实验中的溶液呈澄明红色，管底无细胞残留或有少量红细胞残留，表明有溶血发生；如红细胞全部下沉，上清液无色澄明，或上清液虽有色澄明，但1号管和5号管比色无显著差异，则表明无溶血发生。

若溶液中有棕红色或红棕色絮状沉淀，振摇后不分散，表明有红细胞凝聚发生。如有红细胞凝聚的现象，可按下法进一步判定是凝聚还是假凝聚。若凝聚物在试管振荡后又能均匀分散，或将凝聚物置于载玻片上，在盖玻片边缘滴加2滴生理盐水，置显微镜下观察，凝聚红细胞能被冲散者为假凝聚，若凝聚物不被摇散或载玻片上不被冲散者为凝聚。

【结果】当阴性对照管无溶血和凝聚发生，阳性对照管有溶血发生时，若供试品管中的溶液在3h内不发生溶血和凝聚，判供试品符合规定；若供试品管中的溶液在3h内发生溶血和/或凝聚，判供试品不符合规定。

【注意事项】

① 兔心脏取血法，背位固定，消毒皮肤，用8号或9号针头，20ml注射器（消毒、干燥），在心脏搏动最明显处做穿刺，针头感到心脏跳动时，再将针头刺进心脏，取血后，迅速将针头拔出，这样心肌上的穿孔较易闭合。

② 加液顺序为红细胞混悬液→供试品。

③ 阳性对照品为蒸馏水，阴性对照品为生理盐水。

【思考题】 与药物有关的哪些因素可以引起溶血现象？如何进行溶血性试验？

实验 95　注射剂的热原检查

【目的】 学习用家兔检查注射剂内热原的方法和判断标准

【原理】 某些微生物（特别是革兰阴性菌）的遗体或代谢产物随注射液注入体内后，能引起发热反应。把这些能引起发热反应的物质统称热原，其化学成分有脂多糖、蛋白质、核蛋白等。家兔体温较恒定，对热原反应敏感，常作为检查注射剂热原的法定动物。

由于微生物普遍存在，注射液在生产制备过程中极易污染热原，因此 5～10ml 以上的静脉注射剂及中药注射剂均应做热原检查。

【材料】

动物：家兔，体质量 2～3kg，雌雄兼用。

药物：供试品（25%或 50%葡萄糖注射液或其他注射液）、液体石蜡。

主要器材：天平、兔固定箱、肛门温度计、注射器、镊子、酒精棉球和干棉球。

【方法】

1. 试验前准备　在做热原检查前 1～2 天，供试家兔应尽可能处于同一温度的环境中。凡未经使用于热原检查的家兔，应在试验前 7 天内预测体温，进行挑选。于停食 2～3h 后，用肛温表每隔 1h 测量体温 1 次（测温时应尽可能避免对家兔刺激，温度计插入的深度各兔应相同，一般约 5cm）共 4 次。若 4 次体温都在 38～39.6℃范围内，且最高最低体温差数不超过 0.4℃的家兔方可供试验用。

试验用的注射器、针头及一切与供试品接触的器皿，应置 250℃的烘箱中加热 30min 或在 180℃的烘箱中加热 2h，除去热原。

2. 检查法　试验当日家兔停食 2h 后，用肛门温度计每隔 30～60min 测家兔体温 1 次，共 2～3 次，末两次体温之差不得超过 0.2℃，即以这两次体温的平均值作为该兔的正常体温。正常体温应在 38.0～39.6℃内，各兔间的温差不得超过 1℃。取适用的家兔 3 只，在测定其正常温度后 15min 内，自耳缘静脉缓缓注入预热到 38℃规定剂量的供试品溶液 1～2ml/kg，然后每隔 1h 按前法测体温 1 次，共 3 次。以 3 次体温中最高的一次减去正常体温，即为该兔体温的升高度数。

3. 结果判断　在 3 只家兔中，如果体温升高均在 0.6℃以下，并且 3 只家兔的体温升高总数在 1.4℃以下，应认为供试品符合规定。

如 3 只家兔中仅有 1 只体温升高 0.6℃或 0.6℃以上；或 3 只家兔体温升高均在 0.6℃以下，但总数达到 1.4℃或 1.4℃以上，应另取 5 只家兔复试。复试时，在 5 只家兔中，体温升高 0.6℃或 0.6℃以上的兔数不超过 1 只，并且初复试合并 8 只家兔的体温升高度数不超过 3.5℃时，应认为供试品符合规定。

在初试 3 只家兔中，体温升高 0.6℃或以上的家兔数超过 1 只时；或在复试的 5 只家兔中，体温升高 0.6℃或以上的兔数超过 1 只；或在初复试合并 8 只家兔的体温升高总数超过 3.5℃时，均应认为供试品不符合规定。

【结果】 将结果填入热原检查报告表（表 14-6）中。

表 14-6　注射剂的热原检查报告

检 查 日 期：		室　温：			检 查 者：	
检 查 名 称：		理化性状和含量：			批　号：	
	兔号	1	2	3	4	5
正常体温	体质量					
	第 1 次测量					
	第 2 次测量					
	第 3 次测量					
	平均体温					
注射后体温	第 1 次测量					
	第 2 次测量					
	第 3 次测量					
注射前后温差						
检查结论						

【注意事项】

① 热原检查法是一种绝对方法，没有标准品同时进行试验比较，是以规定动物发热反应的程度来判断的。影响动物体温变化的因素又较多，因此必须严格按照要求的条件进行试验。

② 给家兔测温或注射时动作应轻柔，以免引起动物挣扎而使体温波动。测温时，在肛门温度计的水银头上涂以液体石蜡，轻轻插入肛门 5cm 深，测温时间至少 1.5min，每兔各次测温最好用同一温度计，且测温时间相同，以减少误差。

③ 也可以在供试品中加入适量伤寒-副伤寒菌苗，或自制的非灭菌葡萄糖液，使学生观察到阳性结果。

【思考题】 热原检查对家兔有何要求？试验中须注意什么？

实验 96　降压物质检查

【目的】 学习注射液的降压物质检查法。

【原理】 某些脏器制剂和生化制剂（如抗生素类等），因生产过程中混入组胺、腐胺以及其他降压物质，故对这类制剂（特别是供注射给药用的）须进行降压物质检查。

【材料】

动物：猫（犬），体质量 2～3kg（犬 10kg 左右），雌雄兼用。

药物：0.5μg/ml 组胺。

试剂：3%戊巴比妥钠溶液。

主要器材：手术台、手术器械、气管插管、动脉插管、静脉插管、动脉夹、压力换能器、生理压力监测仪、注射器、铁支架、螺旋夹、双凹夹、棉线、纱布、天平、橡胶管。

【方法】

1. 手术　给猫（犬）腹腔注射 3%戊巴比妥钠溶液（1ml/kg），麻醉后固定于保温手术台上。切开气管，插入气管插管以备必要时人工呼吸用。分离股静脉，插入静脉括管并连接输液装置，供注药用；分离颈总动脉，插入充满抗凝剂的动脉插管，并与压力换能器和生理压力监测仪相连，以描记血压。

2. 描记正常血压　调节生理压力监测仪的零点和量程后，打开动脉夹，记录一段正常血压。

3. 灵敏度检查　待血压稳定后，按体质量分次静脉注入不同量的组胺对照品稀释液，0.05μg/kg、0.1μg/kg 和 0.15μg/kg，每个剂量重复 3 次。如 0.1μg/kg 剂量所致血压下降均超过 2.7kPa，同时各剂量组间所致反应的平均值有差别，且这一差别又大于任一剂量所致各次反应间的最大差别时，则认为该动物的反应灵敏度合格，可开始进行试验。

4. 给药　静脉注射组胺 0.1μg/kg (d_S)，按药典规定，供试品剂量 (d_T) 其注入容量应与对照品相同，照下列次序注射 8 个剂量：d_{S_1}、d_{T_1}、d_{T_2}、d_{S_2}、d_{S_3}、d_{T_3}、d_{T_4}、d_{S_4}，每剂量间隔 5min。以 d_{S_1} 与 d_{T_2}、d_{T_1} 与 d_{S_2}、d_{S_3} 与 d_{T_4}、d_{T_3} 与 d_{S_4} 所致的反应分别做比较。

【结果】 如 d_T 所致反应均小于 d_S 所致反应，即可认为供试品的降压物质限度符合规定，如 d_T 所致的反应均大于 d_S 所致的反应，即可认为供试品的降压物质限度不符合规定。如 d_T 所致的反应不是均小于 d_S 所致的反应时，应另取动物重复试验。如重复试验的结果仍然如此，则认为供试品的降压物质限度不符合规定。

实验报告记录以下主要内容：

① 供试品的名称、含量、理化性状、生产单位及批号。

② 实验动物的种类及性别、体质量与健康状况。

③ 组胺对照品溶液和供试品溶液的稀释度、各次注射组胺对照品溶液和供试品溶液所致血压下降值 (kPa)、检查结论。结果用完整的图像表示出来。

【注意事项】

① 注射速度应相同，每次注射后立即注入一定量的生理盐水。相邻两剂量注射的间隔时间应固定 (3～5min)，但每次注射应在前一次反应恢复稳定以后进行。

② 用磷酸组胺配制组胺对照品溶液及稀释液时，其用量要按组胺计算。加水配成 1.0mg/ml 的溶液，分装后于 4～8℃下储存，如无沉淀析出，可在 3 个月内使用。临用前，用生理盐水配制成 0.5μg/ml 的稀释液。

③ 供试品要求配制成适当浓度，其注射体积应与对照品稀释液的注射体积相等。

【思考题】

1. 制剂中可能混有哪些降压物质？哪几类药物需考虑作降压物质检查？

2. 4 个 d_S 和 4 个 d_T 必须按照一定顺序交替注射和比较降压效果，道理何在？

（许　钒）

附 录

表 1　药理实验常用生理溶液的成分和配制　　单位：g/L

名　称	用　途	NaCl	KCl	$CaCl_2$	$NaHCO_3$	NaH_2PO_4	KH_2PO_4	$MgSO_4$	$MgCl_2$	葡萄糖	O_2
任氏液 Ringer	用于蛙心	6.5	0.14	0.12	0.2	0.01					
乐氏液 Locke	温血动物心脏	9.0	0.42	0.24	0.2					1.0	O_2
任洛氏液 Ringer-Locke	用于耳、心脏	9.0	0.42	0.24	0.5						O_2
台氏注 Tyrodes	用于离体肠	9.0	0.20	0.20	1.0	0.05					O_2
克氏注 Krebs	用于肝、脑、肾、脾和肺	5.54	0.35	0.28	2.10		0.162	0.29			O_2+5%CO_2
克-亨液 Krebs-Henseleir	用于大鼠肝脏	6.92	0.35	0.28	2.10		0.16	0.29			O_2+5%CO_2
邵氏液 Thornton	哺乳动物离体肺	1.65	0.46	0.05	2.52	0.25		0.022			O_2

注：1. 配法：先将几种盐类溶解，再加 $CaCl_2$ 母液，最后加蒸馏水 1000ml。

2. 葡萄糖应在临时加入，以免滋长细菌。

表 2　常用实验动物的生理常数

动物种类	猴	狗	猫	兔	豚鼠	大鼠	小鼠
寿命/年	7～30	10～20	约 10	7～8	4～8	2～2.5	1.5～2
成年时体质量/kg	3～15	6～15	2～3	2.0～3.5	0.2～0.5	0.2～0.28	0.020～0.028
性成熟年龄/月龄	24～42	雄 6 雌 6～8	7～8	5～6	雄 30～45 天 雌 70 天	2～8	雄 35～40 天 雌 45～60 天
体温/℃	38.5	38.5	39	38.5～39.6	39～40	37～38	37
呼吸/(次/min)	31～52	20～30	30～60	50～100	110～150	66	84～230
心率/(次/min)	165～240	100～240	180～220	215～330	256～287	260～460	300～657
血压/mmHg 收缩压/舒张压	159/105	120(95～140)/90(60～100)	120/70	110(95～136)/80(60～90)	75(70～111)	110(80～140)	60～126
一日排尿量/ml	65～400	65～400	20～30	40～100	15～75	10～15	1～3
全血量/(ml/100g 体质量)	5.4	9.0	9.0	7.2	5.8	6.3	7.78
血红蛋白/(g/dl)	13～15	15	11.2	12.4	15.3	10～14.8	9～14.8
红细胞/($\times10^6$ 个/mm^3)	6～7	5.5～8.5	6～8	5～6	5.37	8.9	9.3
白细胞/($\times10^3$ 个/mm^3)	20～25	12(8～18)	16(2～24)	9(6～13)	9(7～19)	8(5～15)	10(7～19)
淋巴球细胞/%	64	10～28	15～44	30～82	36～64	65～84	54～85
单核白细胞/%	1	3～9	0.5～0.7	1～4	3～13	0～5	0～15
中性白细胞/%	11～35	62～80	44～82	26～52	22～50	9～34	12～44
嗜酸性粒细胞/%	4	2～24	2～11	1～4	5～12	1～6	0～5
嗜碱性粒细胞/%	0.1	0～2	0～0.5	1～3	0～2	0～1.5	0～1
血小板/($\times10^4$ 个/mm^3)	未查到	10～60	10～50	38～52	68～87	50～100	60～110

表3　t 值表

自由度	概率(P)			自由度	概率(P)		
	0.05	0.01	0.001		0.05	0.01	0.001
1	12.706	63.657	636.619	18	2.101	2.878	3.922
2	4.303	9.925	31.598	19	2.093	2.861	3.883
3	3.182	5.841	12.924	20	2.086	2.845	3.850
4	2.776	4.604	8.610	21	2.080	2.831	3.819
5	2.571	4.032	6.869	22	2.074	2.819	3.792
6	2.447	3.707	5.959	23	2.069	2.807	3.767
7	2.365	3.499	5.408	24	2.064	2.797	3.745
8	2.306	3.355	5.041	25	2.060	2.787	3.725
9	2.262	3.250	4.781	26	2.056	2.779	3.707
10	2.228	3.169	4.587	27	2.052	2.771	3.690
11	2.201	3.106	4.437	28	2.048	2.763	3.674
12	2.179	3.055	4.318	29	2.045	2.756	3.659
13	2.160	3.012	4.221	30	2.042	2.750	3.646
14	2.145	2.977	4.140	40	2.021	2.704	3.551
15	2.131	2.947	4.073	60	2.000	2.660	3.460
16	2.120	2.921	4.015	120	1.980	2.617	3.373
17	2.110	2.898	3.965	∞	1.960	2.576	3.291

表4　χ^2 值表

自由度	概率(P)			自由度	概率(P)		
	0.05	0.01	0.001		0.05	0.01	0.001
1	3.841	6.635	10.828	16	26.292	32.000	39.252
2	5.991	9.210	13.816	17	27.587	33.409	40.790
3	7.815	11.345	16.266	18	28.869	34.805	42.312
4	9.488	13.277	18.467	19	30.144	36.191	43.820
5	11.070	15.088	20.515	20	31.410	37.565	45.315
6	12.592	16.812	22.458	21	32.671	38.932	46.797
7	14.067	18.475	24.322	22	33.924	40.289	48.268
8	15.507	20.090	26.125	23	35.175	41.638	49.728
9	16.919	21.666	27.877	24	36.415	42.980	51.179
10	18.307	23.209	29.588	25	37.652	44.314	52.618
11	19.675	24.725	31.264	26	38.885	45.642	54.052
12	21.026	26.217	32.909	27	40.113	46.963	55.476
13	22.362	27.688	34.528	28	41.337	48.278	56.893
14	33.685	29.141	36.123	29	42.557	49.588	58.301
15	24.996	30.578	37.697	30	43.773	50.892	59.703

表 5　药理实验常用符号

度量及剂量符号		
L	升	(1L=1000ml)
dl	分升(10^{-1}L)	(1dl=100ml)
ml	毫升(10^{-3}L)	(ml=1000μl)
μl	微升(10^{-6}L)	(1μl=1000nl)
nl	纳升(10^{-9}L)	(1nl=1000nl)
pl	皮升(10^{-12}L)	
kg	千克	(1kg=1000g)
g	克	(1g=1000mg)
mg	毫克(10^{-3}g)	(1mg=1000μg)
μg	微克(10^{-6}g)	(1μg=1000ng)
ng	纳克(10^{-9}g)	(1ng=1000pg)
pg	皮克(10^{-12}g)	
m	米	(1m=1000mm)
cm	厘米(10^{-2}m)	(1cm=10mm)
mm	毫米(10^{-3}m)	(1mm=1000μm)
nm	纳米(10^{-9}m)	
mol/L	摩尔每升	(1mol/L=1000mmol/L)
mmol/L	毫摩尔每升	(10^{-3}mol/L)
μmol/L	微摩尔每升	(10^{-6}mol/L)
kPa	千帕	(1mmHg=0.133kPa)
LD_{50}	半数致死量	
ED_{50}	半数有效量	
MLD	最小致死量	
MED	最小有效量	
U	单位	

时间符号			
y	年	h	小时
mo	月	min	分
d	天	s	秒

用药途径符号			
id(ID)	皮内注射	Sc(H)	皮下注射
ip(IP)	腹腔注射	im(IM)	肌内注射
iv(IV)	静脉注射	iv drip(IV,gtt)	静脉点滴
po(PO)	口服	ig(IG)	灌胃

化学符号			
RBC	红细胞	WBC	白细胞
Hb	血红蛋白	NPN	非蛋白氮
ALT	丙氨酸氨基转移酶	AST	天冬氨酸氨基转移酶
TP	总蛋白	ALP	碱性磷酸酶
Glu	血糖	BUN	尿素氮
Cr	肌酐	TC	胆固醇
TG	甘油三酯		

其　他			
♂	雄性	♀	雌性
$\bar{x}$	均数	s	标准差
$>$	大于	$<$	小于
BP	血压	±	加或减
wt	体质量	vol	容量
n	只(动物数)	A	吸光率
ECK(EKG)	心电图		

参考文献

[1] 龚茜玲主编．人体解剖生理学．第 4 版．北京：中国中医药科技出版社，2001.

[2] 谭永淑，郭德玉，唐学清等．病理学实习指导．北京：科学出版社，2001.

[3] 黄启福主编．病理学．北京：科学出版社，2004.

[4] 高兴亚，汪晖，戚晓红，倪秀雄主编．机能实验学．北京：科学出版社，2001.

[5] 杨芳炬主编．机能学实验．第 2 版．成都：四川大学出版社，2004.

[6] 陈奇主编．中药药理研究方法学．第 3 版．北京：人民卫生出版社，2011.

[7] 魏伟，吴希美，李元建主编．药理实验方法学．第 4 版．北京：人民卫生出版社，2010.

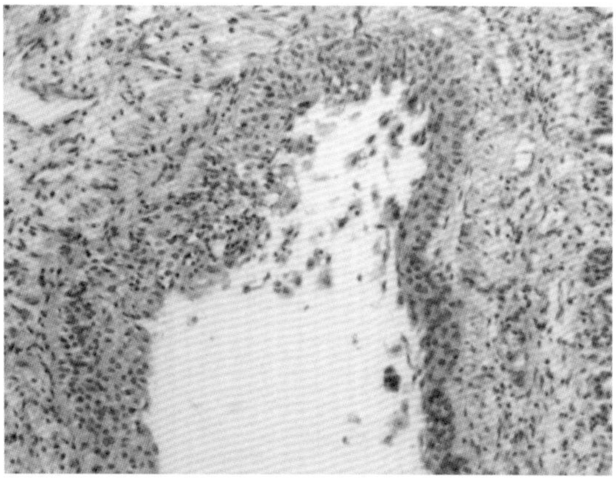

彩图 1 慢性支气管炎

支气管黏膜假复层纤毛柱状上皮发生鳞状上皮化生

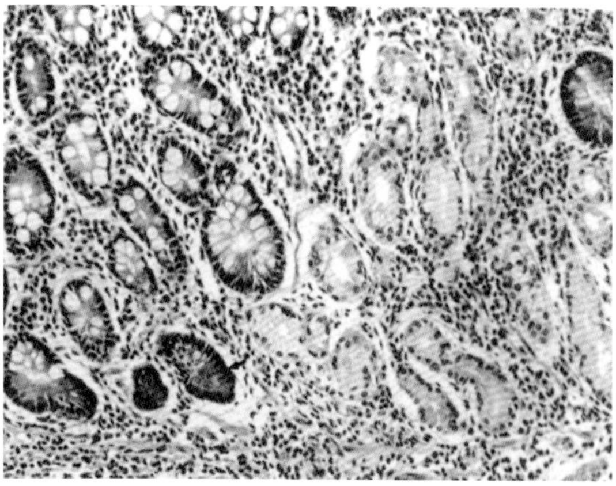

彩图 2 慢性萎缩性胃炎

胃腺转化为肠腺，可见有大量杯状细胞及吸收细胞、潘氏细胞

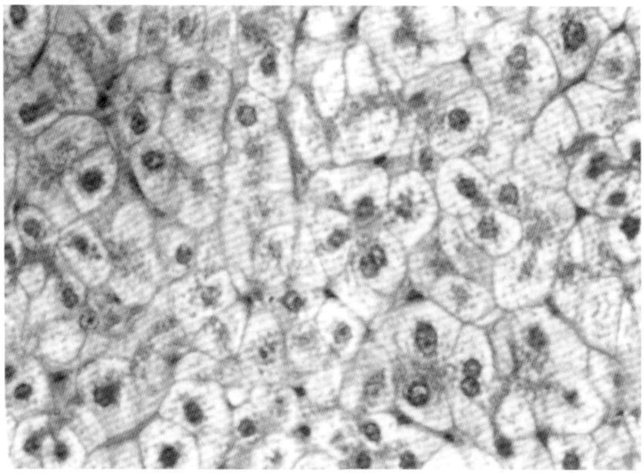

彩图 3 病毒性肝炎

肝细胞水肿，细胞明显肿胀，胞浆疏松淡染，肝窦缩小

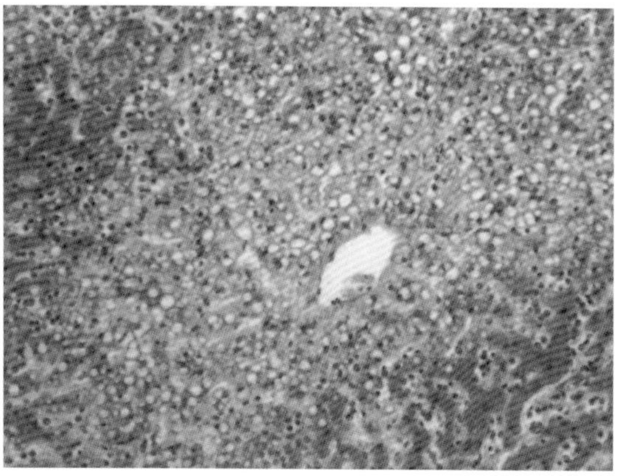

彩图 4 脂 肪 肝

肝细胞质内出现大小不等的近圆形的脂肪空泡

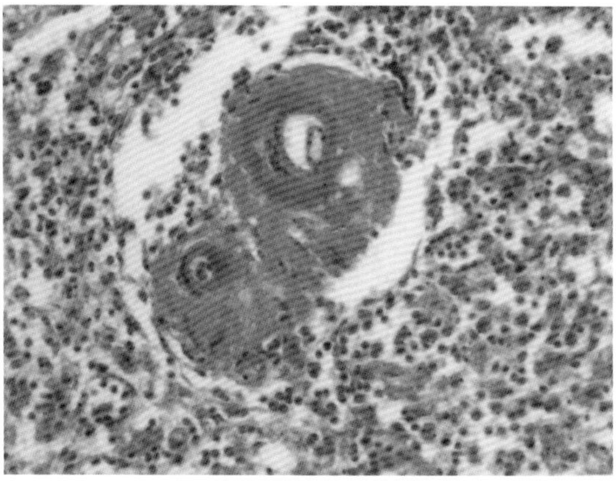

彩图 5 脾中央动脉硬化

高血压病，脾中央动脉玻璃样变，管壁明显增厚，呈均质红染半透明玻璃样

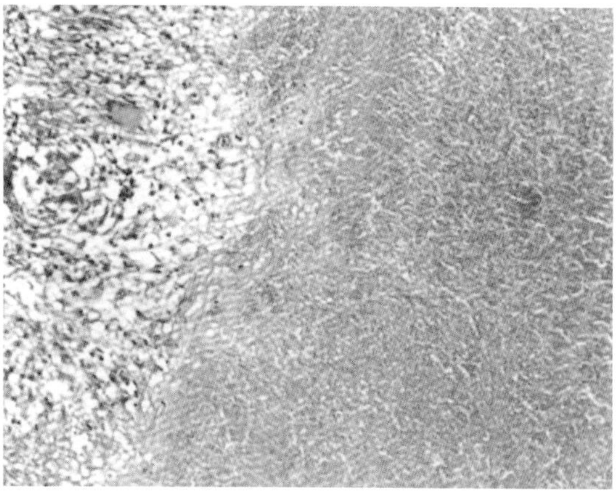

彩图 6 淋巴结结核

图中可见大片红染无结构的颗粒物为干酪样坏死组织，左侧有类上皮细胞及朗汉斯巨细胞管腔狭窄

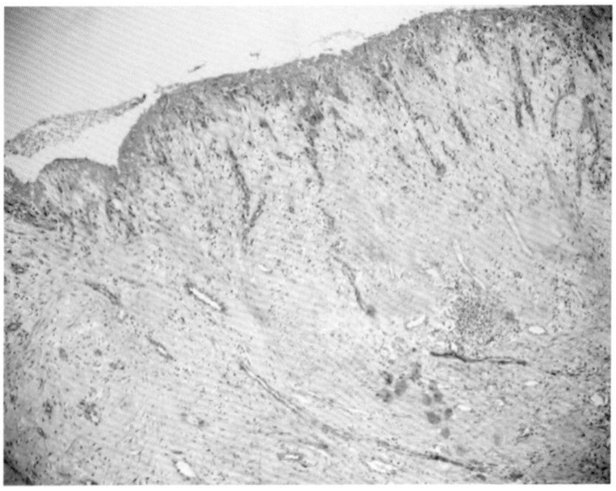

彩图7 肉芽组织

组织内可见新生的毛细血管垂直于创面生长，内皮细胞肿胀，周围有成纤维细胞核炎细胞

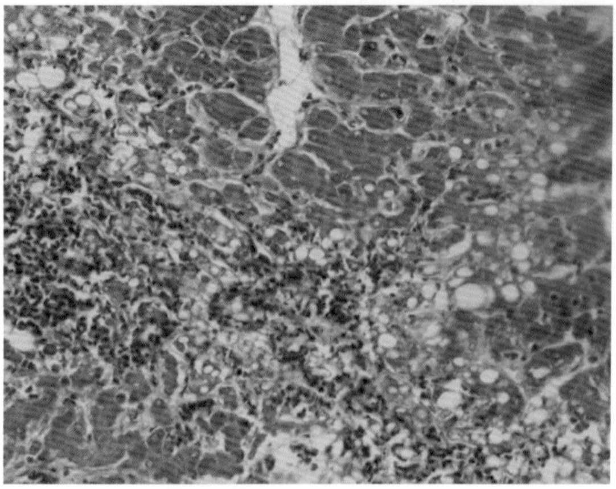

彩图8 慢性肝瘀血

肝小叶中央静脉及其周围肝窦扩张瘀血（充满大量红细胞），肝索萎缩、消失，周边肝细胞发生脂肪变性

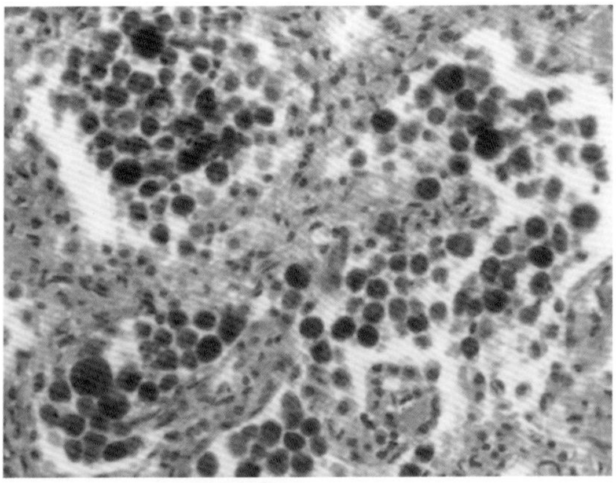

彩图9 慢性肺瘀血

见于左心衰，肺泡腔缩小，肺泡壁纤维组织增生，毛细血管充血，肺泡腔内有红细胞及心力衰竭细胞

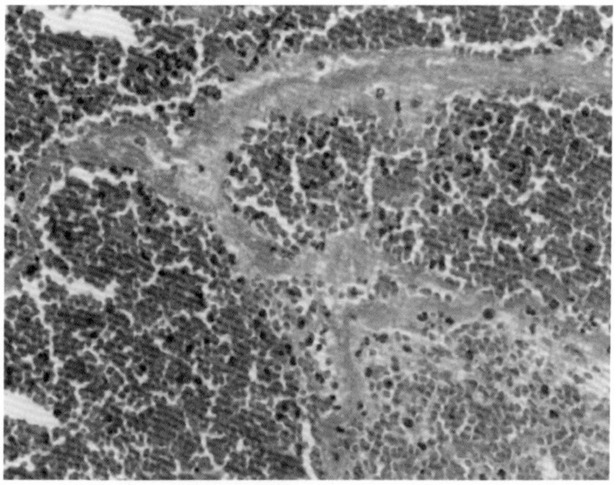

彩图10 混合血栓

血栓内可见粉红色血小板小梁，小梁表面有嗜中性粒细胞黏附，小梁间为红细胞和白细胞

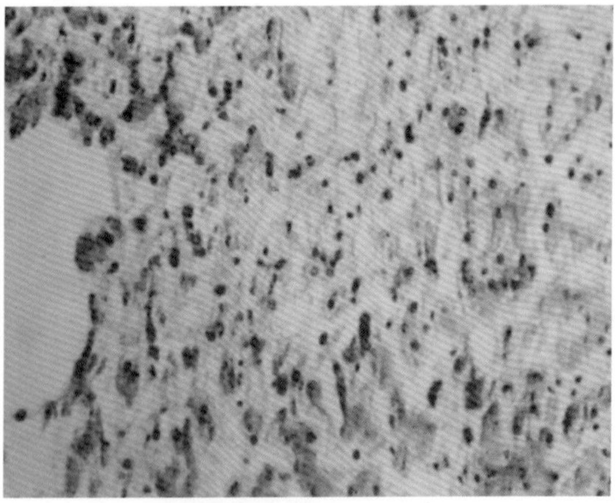

彩图11 急性重型肝炎

肝小叶中央大片肝细胞坏死，网状纤维支架残留，有中性粒细胞浸润，小叶周边和坏死区可见少量残存肝细胞

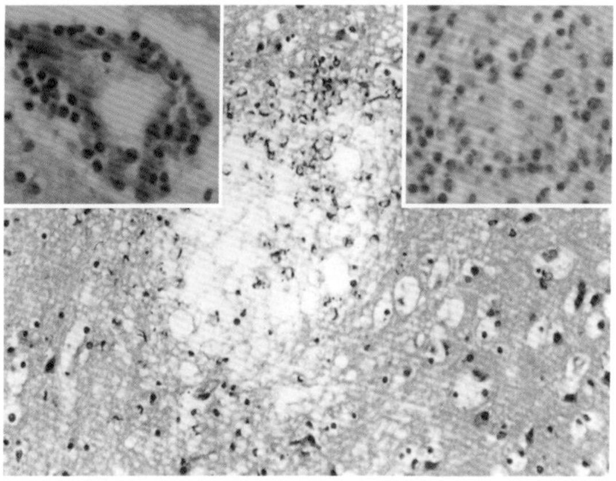

彩图12 流行性乙型脑炎

图中为脑软化灶，神经细胞坏死液化，形成筛网状，左上图示脑组织内血管浸润套形成，右上图示“胶质结节”形成

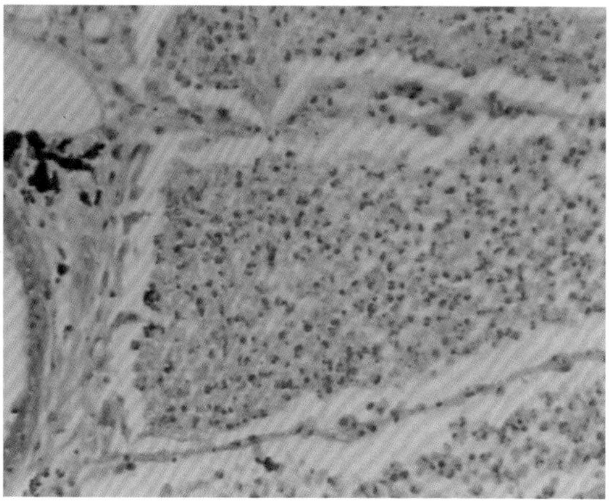

彩图13 大叶性肺炎灰色肝样变期

肺泡腔内充满大量纤维蛋白和中性粒细胞，
纤维蛋白丝穿过肺泡间孔，肺泡壁毛细血管受挤压

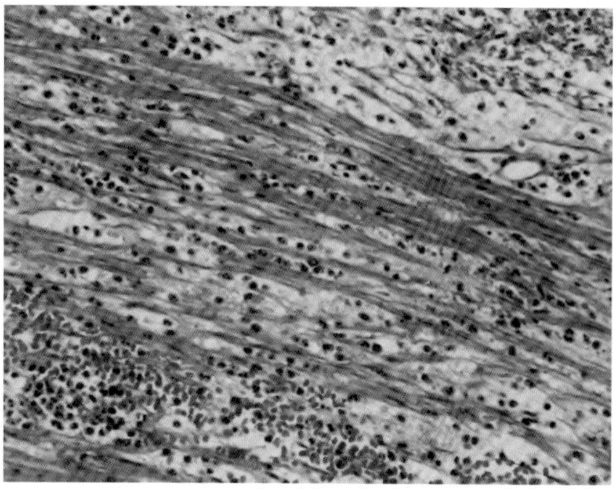

彩图14 蜂窝织炎性阑尾炎

阑尾肌层和浆膜层内有大量中性粒细胞浸润

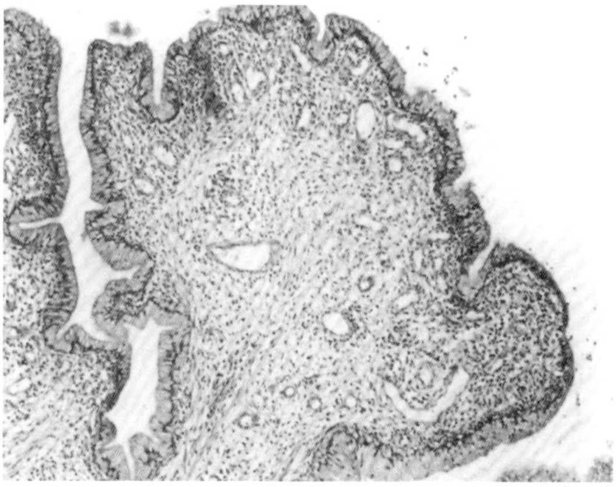

彩图15 炎性息肉

图为子宫颈炎性息肉，息肉表面为增生的宫颈
黏膜柱状上皮，上皮下可见大量增生的纤维组
织和毛细血管，淋巴细胞及浆细胞浸润

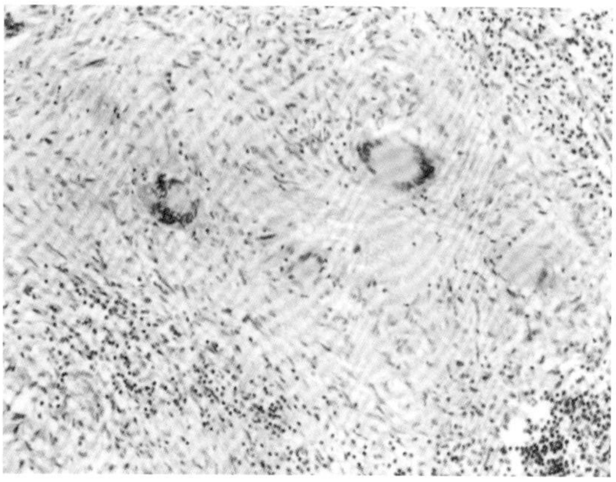

彩图16 结核结节

感染性肉芽肿，结节中央为红染的干酪样坏死，
周围有多个朗汉斯巨细胞及大量类上皮细胞，
外周有成纤维细胞和淋巴细胞

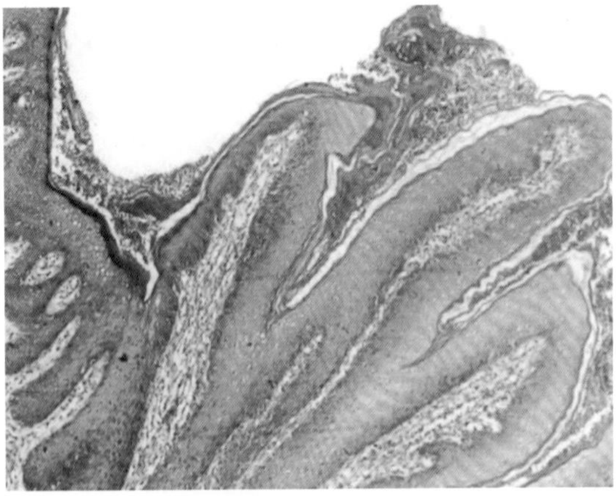

彩图 17 皮肤乳头状瘤

肿瘤呈乳头状，表面为增生的表皮细胞，细胞异型不明显，中央为含血管的结缔组织

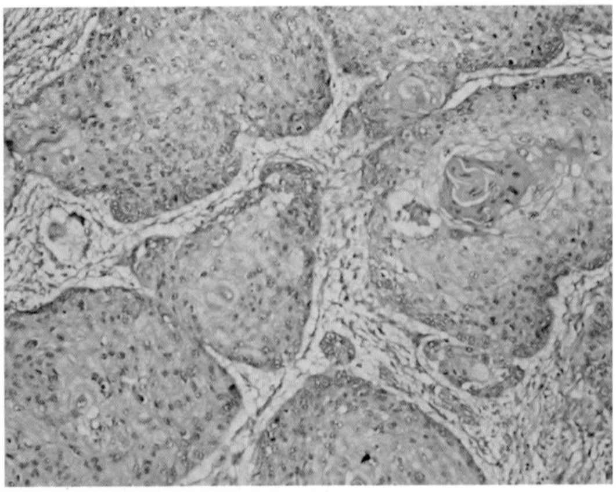

彩图 18 鳞状细胞癌（高分化）

癌细胞排列成巢状，细胞和核形态不一，大小不等，有的癌巢中央有红染同心圆状角化珠，癌巢周围为间质

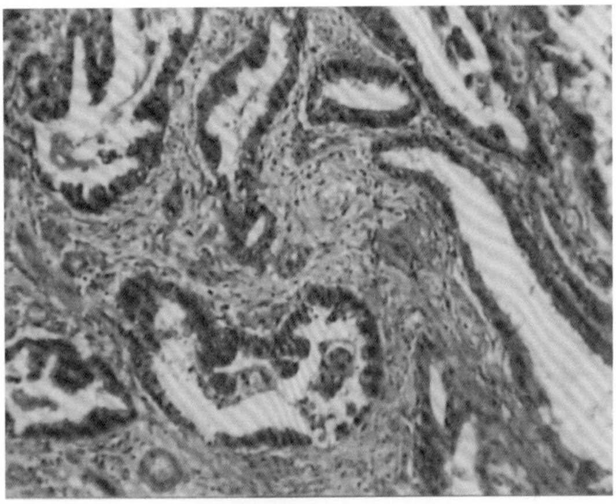

彩图 19 胃腺癌

癌细胞分化低、染色深，形成大小形状不一的腺样结构，排列紊乱，癌细胞突破基膜向间质浸润

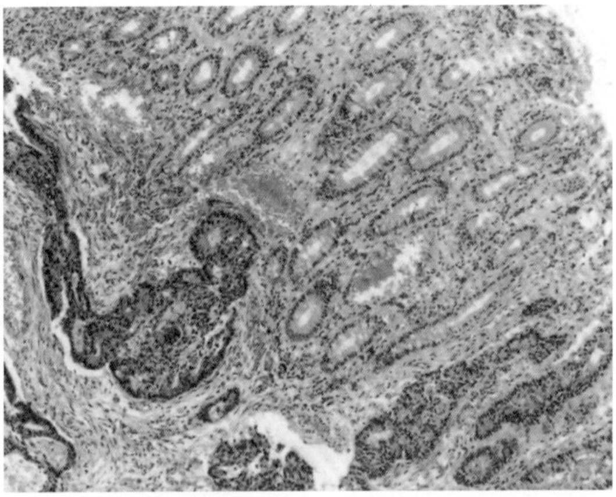

彩图 20 结肠腺癌

癌细胞排列成大小不一，形状不规则的腺样结构，浸润到黏膜下层，癌细胞核大，深染

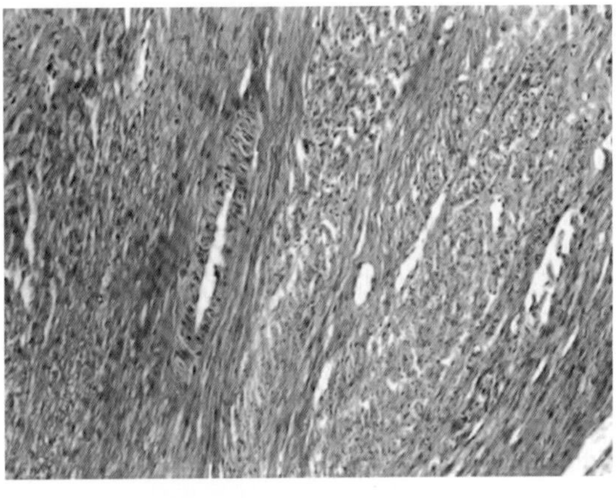

彩图 21 子宫平滑肌瘤

瘤细胞为形态较一致的梭形平滑肌细胞，束状排列，相互编织

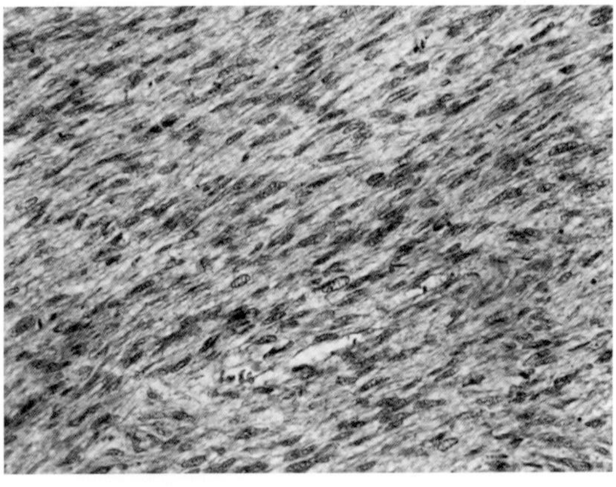

彩图 22 纤维肉瘤（中分化）

瘤细胞体积大，呈梭形，异型较明显，可呈不规则的排列见核分裂象